失語症の言語症状

テオフィル・アラジュアニヌ

翻訳解説　波多野　和夫

株式会社 新興医学出版社

Verbal Realization in Aphasia
(Brain 79 : 1-28, 1956)

Théophile Alajouanine

失語症の言語症状
翻訳解説　波多野　和夫

Japanese translation copyright© 2011 published by
SHINKOH IGAKU SHUPPAN CO.LTD.,TOKYO.
Printed&bound in Japan

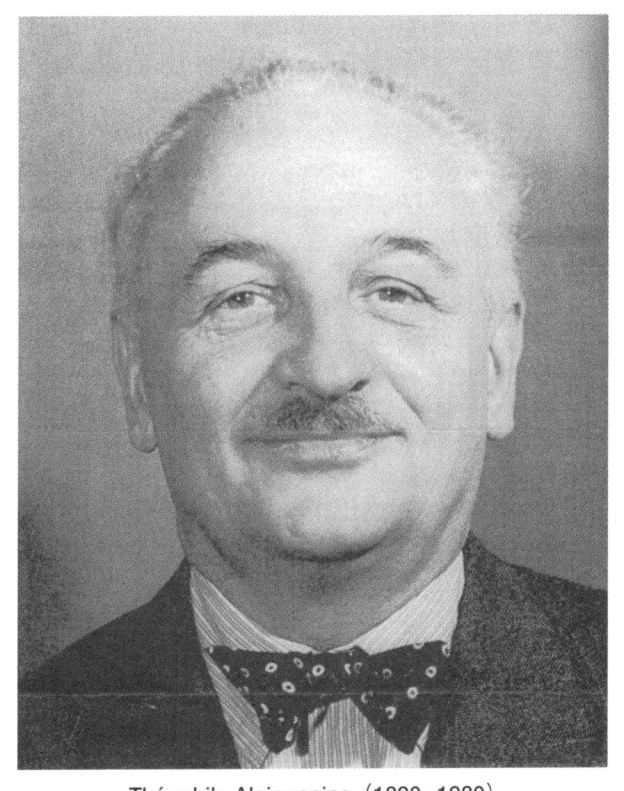

Théophile Alajouanine（1890-1980）

（Critchely, M.：Aphasiology and other aspects of Language. Edward Arnold Ltd., London, 1970. より）

目 次

持続性の言語常同症 ……………………………………… 7

言語常同症の経過と回復 ………………………………… 12

言語常同症の内容 ………………………………………… 25

失文法 ……………………………………………………… 30

音声学的解体症候群 ……………………………………… 38

ジャルゴン失語 …………………………………………… 43

結　論 ……………………………………………………… 52

要　旨 ……………………………………………………… 56

解　説
Alajouanine とその失語学について　（波多野　和夫） ……… 59

あとがき …………………………………………………… 95

本書のテーマは失語における言語症状，特に口頭表出の言語症状である。つまりここで集中的に論ずる主題は，知的過程または精神・情動過程が，発話を構成する音声へと変換することにかかわる一つの言語相――すなわち，昔なら言語の運動面と呼ばれたもの――である。もちろん我々は，発話を構成する音声の表出が，発話を引き起こす心的状態に，常に完全に依存していることを知っている。我々が言語表出 (verbal expression) という語を使用する時，それは言語興奮 (verbal stimulation) をも内包している。

失語症における言語表出の障害は，さまざまに異なった多くの側面に出現する。それを分析的に研究することだけでも，長い説明が必要であろう。失語症患者の間にはどんなに大きな違いがあることだろうか。一方には，2つか3つの基本的な語音しか使用することができず，どんな発話を試みても，常に何度でも，この同じ語音を繰り返すだけの患者がいる。もう一方はこの反対で，口頭表出は豊富だが，我々には何を言っているのか理解できないおしゃべり――この言語をジャルゴンという――をする患者がいる。これらの表出の極端な貧困と，実質的な意味を欠く発話の豊富な変動との間に，失語症の言語症状は，広い範囲にわたって種々さまざまな形を

(原註) 第19回 Hughlings Jackson 講義（1954）は，McGill 大学（Montreal）の神経学研究所で講演された。

とって出現する。しかし患者を注意深く観察すると，これらの個々の症例が互いに密接に関連していることが理解できる。つまり失語性障害の中に2つの原理的な極が存在するということが理解される。一つの極は，語を産生する能力の障害。もう一つの極は，統辞構造の障害，および語の意味価値の障害である。

本研究の臨床的対象は，1950～54年に観察された317例の連続例である。これらの症例は，少なくとも数ヵ月，多くは数年間フォローされ，同一の標準化された方法によって定期的な検査——神経学的検査，発話の状態，言語検査，および一般的知性検査による心理検査（図1～3）——が行われた。

また筆者の専門用語が，Pierre Marieとその弟子達によって使用された用語であることを明らかにしておかねばならない。この用語には病因論的（pathogenic）考えは反映されていない。

 Wernicke失語——以前は，感覚失語
 Broca失語——以前は，運動失語
 失構音（anarthria）
 失認（聴覚的または視覚的）（agnosia）

さらに加えて筆者は，言語表出の言語学的アプローチにおいて，「音素」（phoneme）——語音——（および「形態素」

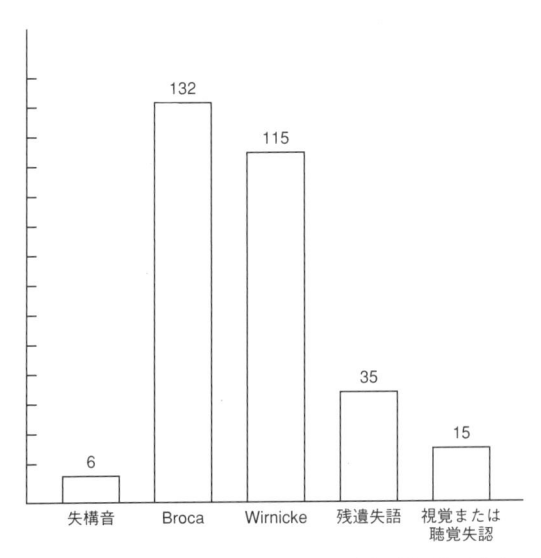

```
          132
           ┃   115
           ┃    ┃
           ┃    ┃
           ┃    ┃          35
    6      ┃    ┃          ┃     15
   ━━    ━━   ━━        ━━    ━━
  失構音  Broca Wirnicke 残遺失語 視覚または
                              聴覚失認
```

図1 発話の障害,視覚的または聴覚的知覚の障害,あるいは純粋な構音障害を呈する患者303名の分布

本図は,失語性障害のほかに,発話の受容および表出の両極の障害を含む。

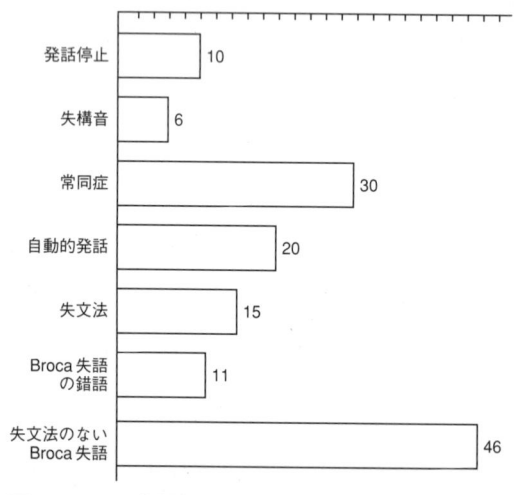

症状	例数
発話停止	10
失構音	6
常同症	30
自動的発話	20
失文法	15
Broca 失語の錯語	11
失文法のない Broca 失語	46

図2 Broca 失語および失構音の138例

患者は主要障害にしたがって分類された。これらのいくつかの症状が継続的に見られた時、これらを最も特徴的かつ持続的な症状であると考えた。

□ 主として言語の聴覚的障害を呈する

■ 主として言語の視覚的障害を呈する

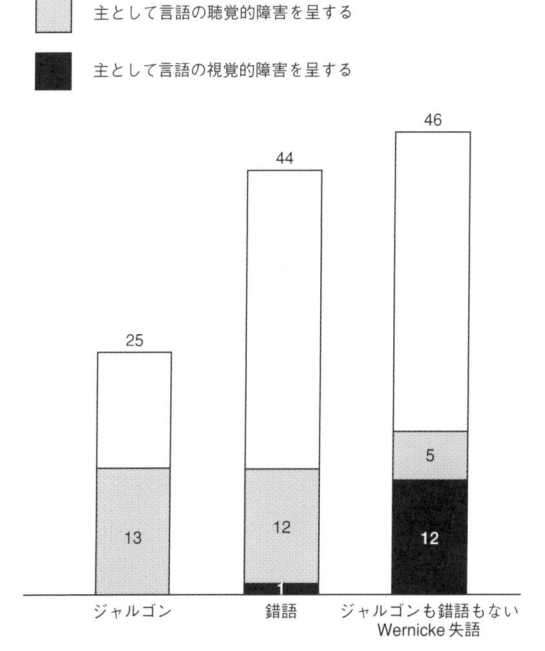

図3 Wernicke失語
　ジャルゴンと錯語の頻度（115例）。

morpheme）と「意味素」（semanteme）を，偉大な言語学者 F. de Saussure が記述したように，形態論的（morphological）構造（音声学的 phonetic）と語の意味を区別するために使用する。この研究は基本的に機能についての研究であるので，筆者はあえて，原因病変の部位と病因——主として血管性病変であるが——を無視した。

　言語表出障害には多くの側面があるが，筆者はその中の次の4つに限定して考察を行った。

　　(1)「常同性言語表出」。特に，その持続的なもの。筆者はこれを「言語常同症」（verbal stereotypy）と呼ぶ。
　　(2)「失文法」（agrammatism）。筆者は，後述するように，これを前者に密接に関連するものと考える。
　　(3)「音声学的障害」（phonetic disorder）。（純粋失構音 pure anarthria，または失語に合併する失構音）。
　　(4)「ジャルゴン失語」（jargon aphasia）。

　この4種の重要な言語表出障害は，症状論的に均質で，容易に変化せず持続的である。それで，これらの性質について明晰に考察することも，経過的な変化を追跡することも可能である。さらに筆者は，これらを引き起こした神経学的障害の要素の特定も試みたい。

持続性の言語常同症

　発話の全面停止——この現象は通常はただ一過性である——を別にすると，言語常同症は言語表出が最も限定されたという側面を示している。その最初の観察例を呈示したのはBrocaである。その症例は「Tan-Tan」という常同的表出のみを発する患者であった。しかしその主要な側面を最初に記述したのはJacksonである。これを彼は最初「決まり発話」（stock utterance）と呼んだが，後には「再帰性発話」（recurring utterance）という用語の方を使用した。Jacksonはこれに4つのタイプがあると述べた。意味のないジャルゴンの断片，一つの語，一つの句，「yes」または「no」あるいはこの両方である。

　「yes」または「no」が，何らかの命題的意味で使用されるのか，あるいは単に一種の情動的な間投詞として使用されるのか，という問題についてJacksonが行ったすばらしい分析を，今ここに想起するには及ばないだろう。この分析は，彼の有名な考察——つまり，発話には2通りの使用法があること，失語においてそれらが解離することがあること——の扉を開く鍵になったからである。

　筆者は，Jacksonの重要な貢献の上に立って，言語常同症を次の4点について考えてみたい。(1) その言語学的な構成，(2) 発話としての特徴，(3) 失語の他の障害との関連，特に，(4) その経過，である。本研究ではまた，その生理病理学的

な価値，および予後についての価値をも明らかにしてみたい。

まず考察するのは「持続性の言語常同症」，つまり，失語発症と共に出現し，明らかな構造上の変化なしに，数ヵ月間持続する言語常同症である。

持続性の言語常同症の「第1型」は，発話が何の意味も表現していないものである。それは，常に同一の単一シラブルの数回の繰り返し（反復型常同症 iterative stereotypy）であるか，あるいは，複数シラブルが常に同一順序に連結した単語または語彙であるが，いかなる言語にとっても未知である（ジャルゴン型常同症 jargonized stereotypy）かのいずれかである。Brocaの最初の患者の「Tan-Tan」，あるいは筆者の症例の「Titi-Titi」は，反復型常同症の例である。ジャルゴン型常同症の例としては，Trousseauの古典的な症例の「Monomentif」または「Cousisi-Cousisi」という語があり，あるいはJacksonの有名な症例の「Me me commiti my, pittimy, lor, veah」という句まである。

これらについて本質的なことは，言語として意味が欠如しているということである。発話の語音は，数個の音素，またはせいぜい形態素にまで減少しているが，完全に意味が欠けている。あるいはそうでないとしても，その意味は，Jacksonが引用した「pittimy」という表現の例のように，ただ推測されるというだけである。

これらはみな，発話のきわめて重篤な解体（disintegration）が起こったということを示している。この解体は，いかなる

言語をも破壊する（たとえば，フランス語または英語）。そして，1個または数個の発話に奇妙に限定され，ほとんど常に反復的な性質——これは強調する必要がある——を示しつつ，変化のない固定的なパターンに陥っている。この現象は我々の理解を絶する。

持続性の言語常同症の「第2型」は，その発話が言語的な意味を持つことである。孤立した語として表現されることが時々ある。たとえば，筆者の患者の一人は「volontiers」（＝喜んで），別の患者は「dire, dire」（＝話す，話す）という語だけを連続して繰り返していた。ここでも同様に，先に強調した反復的な性質が見いだされる。この孤立した語には，呪い言葉であることも，下品な間投詞であることもある。フランスの偉大な詩人 Beaudelaire は Edgar Allan Poe の最初のフランス語訳者であるが，晩年は「cré nom」（＝畜生！）という語を発するのみであった。これはおそらく「sacré nom de Dieu」（神の聖なる名前＝こん畜生！）の一部であろう。

また時に，「yes」あるいは「no」という語も常同症である。Jackson は，これらの語の使用が純粋に自動的であって，何らの命題的価値も有さない，ということを十分に記述した。しかしこのような表出は，患者が状況に適合した正しい使い方で使用できるようになった時に，その性質を喪失する。このことは，Jackson がはじめて示したように，常同症の経過の最も単純で最も明瞭な例である。

また時に，言語常同症は一つの単純な文——一般的には短

い文である——の形をとることがある。それには何らかの文法構造が見られるが、完全なものではない。つまりそれは失文法(agrammatism)の最初の兆候であることもある。たとえば、筆者のある患者は常に「Ai bien dit」(＝言ったじゃない)と繰り返していた。もう一人の患者は常に「faut écrire」(＝書かなきゃ)と言った。さらに別の患者は、肯定と否定の表現をあわせた奇妙な言い方で、「je suis belle, je ne suis pas belle」(＝あたしかわいい、あたしかわいくない)と言った。ある作家の患者は、悲痛な趣きを込めて「Bonsoir, les choses d'ici‐bas」(＝さらばこの世の物事よ)と言えるだけであった。この症例について筆者は、Harvey講義(Harveian lecture)の「失語における芸術的表現」で述べ、それを数年前のBrain誌上に発表した。

持続性の言語常同症についての我々の分類は、その構造や言語学的側面に基づいて行われた(言語的意味を有する、または有しない常同症)。この他の特徴を分析してみると、言語常同症は「完全に不随意的な発話」であると認められる。これは、発話を試みる時にはいつも出現する。発話は短くても、この強迫的な反復はさらに頻繁に見られる。この発話は急速、ほとんど爆発的で、間投詞のように即座に発せられ、しかも何らの音声学的(phonetic)障害を伴わない。表出様式は、その常同症の名前の通り、常に同一である。患者はこの形のセットから自由になれず、発話を試みる時は常に、その中にとどまることを強いられている。また、患者に単純な語や常同的な短い語彙の復唱をさせても不能であるし、これ

を書字させても不能である。

　同様に重要なもう一つの側面は，常同性言語表出という障害についての患者の「無意識性」である。これに対して著しく対照的であるが，患者は自己の言語障害については十分に気づいている。Jacksonの用語に従えば，陽性（positive）障害と呼ばれるもの——すなわち無意識的な常同性発話——と，陰性（negative）障害——つまり発話における自己の欠陥に気がつかないこと——との顕著な連関が存在する。こうして患者は，全身の身振り手振りや示唆的な表情を変化させて，言語による自己表現能力の欠如を示すために，ジェスチャーで自己を表出しようとする。彼らは発話をするが，それが何であるか分からない。同時に彼らは，意味を欠いたセットの形の表出で発話するが，その表出を随意的に説明することも書字することも不可能であり，自分自身がその表出を聞いた時でも，誰かが彼らにそれを読んで聞かせた時でも，その表出を認知することができない。患者は自己の発話パターンに気がつかないが，ちょうどそれは，何かの既製表現を何度も繰り返し発話して，相手の話の途中でその腰を折り，相手に嫌がられて，しかもそれに気がつかない健常者と同様である。

　これらの常同症の本質的な性質を正確に定義するには，次のように要約すれば十分である。すなわち，「持続的な常同的言語表出で，無意識的かつ不随意的に発話され，言語的意味を有する場合と有さない場合とがある」と（この事実は後に，ある種の精神運動性活動の解放との照合を必要とするであろう）。

言語常同症の経過と回復

　この特殊な発話障害と相関する諸症状について，簡単にでも言及すべき時期が来たようである。図4は長期間観察された22例の要約である。その半分（11例）は，言語障害が変化せず，数年間同様であったので，症状固定のようにみえる。残りの半分（11例）には，何らかの回復があった。回復の段階については後述する。

　注目すべきことは，このような回復状況であっても，物品呼称や単語復唱を要求しても不可能だったことである。さらに，患者の書字は常に著しく不良である。口頭命令にも書字命令（読字能力を評価する唯一の方法である）に対しても同様に，その言語理解は常に障害されていた。我々の症例群では，重篤な片麻痺も，口-舌-顔面の失行性運動障害も，言語常同症にはかならず合併していた。実際に全般的な失行もしばしば見いだされた。要するにここで我々がみたのは，Broca失語の極めて重篤な障害を有する患者である。しかし彼らにはいくつかの独自の特徴が観察された。それらは，これから考察する常同症の経過についての研究に関連して興味のもたれる特徴であった。

　一定期間以上にわたる失語患者の発話行動の研究は非常に重要であると思われるが，現在までのところあまり大きな関心が払われてこなかった。あたかも，発話の難破船に残された無意味な円柱のかけらとみなされているかのようである。

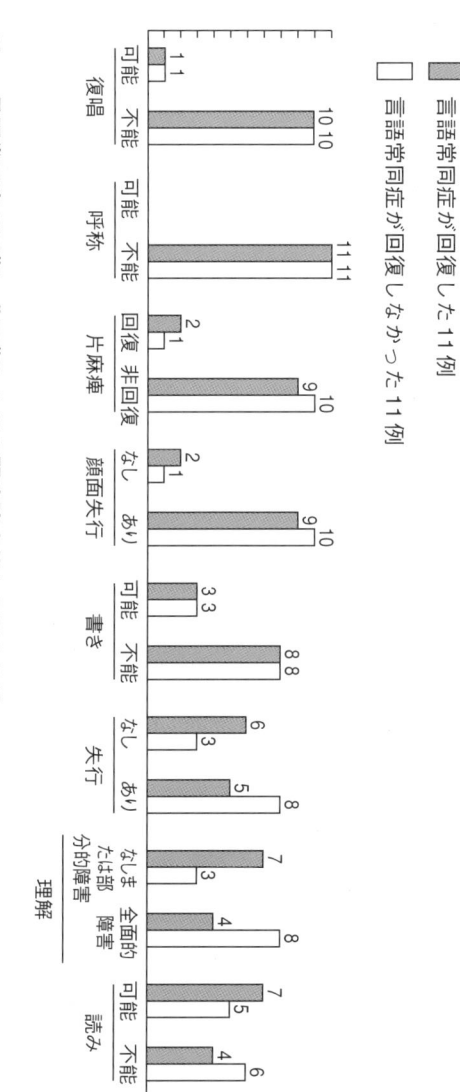

図4 言語常同症の回復・非回復における関連諸症状との間の比較

しかし「yes」または「no」の語が，最初は間投詞のように発話されて，後にその語が命題的に使用されるようになる，という推移変化の重要性をはじめて強調したのは Jackson である。この点に最大の関心がもたれる。というのも，常同症を解釈するための鍵の一つがこの変化にある，と筆者には思われるからである（**表ⅠおよびⅡ**）。

表Ⅰ　言語常同症の経過

(1) 一般的な経過

全例	非回復性常同症	回復性常同症
30例	11例	19例

(2) 回復までの常同症の持続期間

回復性常同症	一過性常同症 (1月未満)	長期持続性常同症 (1月から2年まで)
19例	6例	13例

表Ⅱ　常同症のタイプと経過様式との関係

	症例数	Wernicke	Broca	失文法	失構音
言語的価値のない 長期持続型常同症	5	-	1	4	-
言語的価値のない 一過性常同症	0	-	-	-	-
言語的価値のある 長期持続型常同症	8	-	4	4	-
言語的価値のある 一過性常同症	6	5	-	-	1

持続性の言語常同症の「経過」については，我々の統計が説明するように，症例の半数が改善した。しかしこれは，さらに精密に研究がなされなければならない。その状態が持続性であっても，全く無変化のままだというわけではない。このような症例では，当初は通常の常同症であったものが，間投詞を発話することがあり，呪いの言葉や下品な単語の発話が一般化し，それも怒りの爆発の時にしばしば見られるようになる。これはBrocaの患者にあてはまった。彼は永続的な「Tan-Tan」を，常に同一のあののしり言葉で置き換えることが時々あった。持続性常同症のもう一つの変化は，発話の仕方の変化，つまり状況に従った抑揚（intonation）の変化である。抑揚は，話者が表現しようという内容に従って変化し，こうして常同症に情動的な補完的変化の色づけがなされるようになる。これは非常に重要なことである。

　しかしさらに重要なことは，このような相対的に固定的な言語表出が数ヵ月続いた後に，この常同症の消失が認められることがあることである。事実，我々の患者の一人は，2年間も常同症が続いた後にそれが消えた。いったい何が起こったのか？　どのようにして「手回し器械オルガン（mechanical barrel organ）」（Gairdnerが与えJacksonが採用したこの示唆的な用語を使用する）は，もっと複雑な楽器に置き換わったのか？　この変化は普通，移行なしに起こる。この経過のプロセスは，きわめて興味ある事実を明らかにした。MadridのPedro de Castroと共に行った我々の観察による

と，言語表出がかちかちに固まって変化の余地のない性質から，前進的に解放されるに到るまでに，いくつかの段階を区別することが可能である。その段階を我々はシステムとして研究するが，全ての患者が，常に，このような図式的な順序に従っているというわけではない。

この変化は普通，4つの段階の継時的な順序として進行する。

(a) 常同性言語表出の構成に変化が生じる段階。最初は，発話の仕方や抑揚に変化が起こる。

(b) 不随意的な発話を阻止する（check）段階。最初は部分的で不完全であるが。

(c) 浮動的発話の段階。これまでの残遺的な常同的発話と並んで，あるいはその位置に，別の常同的発話——より非固定的で非持続的なのが普通である——が出現するか，あるいは何か別の表出——既製句（ready-made phrase）の形の発話か，またはより随意的な発話——が出現する。

(d) 最後に，常同症が完全に阻止されて，偶発的に出現することもないという段階。この段階では，常同症とはあらゆる点で反対の性質を表す随意的な発話がみられる。そのうちの一つの特別な面が失文法であり，これについては後述する。

我々は，言語常同症の回復過程のそれぞれについての明確

な症例を観察した。その症例の分析と比較によって,発話活動性の解消を呈するこのタイプの発話を理解するために,重要な生理-病理学的な説明が考察された。

(1) 筆者が,持続性の言語常同症の構成に変化が生じると呼んだ段階は,かなり早い時期にその姿を現し,かなり長期間その状態にとどまることがある。変化の過程は,少しづつ積み重なって大きくなっていく。内容の性質は,以前と同じままに持続しているが,発話の仕方と抑揚においてのみ変化が出現する。この変化によって患者は,彼の不変化で同一のままの語彙によって,情動変化に色づけられたきわめて大まかな意味を表現するようになる。以前には,著しく貧困な言語表出に陥っていた患者が,身振りや手振りによって表現しようとしていたことを,今や常同的な語や句に抑揚をつけ,発話を修飾することによって表現しようとする。筆者がこの言語常同症の構成の変化を観察した最良の事例は,「Ai bien dit」(=言ったじゃない)の反復的な発話以外には,何も言わず何も話せない患者であった。我々はこの患者が,いつもの持続性常同句を発している時に,この表出発話を速度と抑揚の変化で修飾しているのを観察した。ある時は早いが単調であり,それからその時の状況に応じて早くなったり遅くなったりした。抑揚にも変化が生じ,時には悲しげで,時には涙ぐむほどであり,時には反対に,満ち足りているかまたは納得しているようであった。実際にこの変化と修飾がもたら

したことは，音声学的には同一のままの発話であるが，これに情動的表現を付加することによって，一つ一つの表出が生き生きと活性化されるという点であった——この事実は非常に重要である。驚くべきことにこの患者は，このような貧弱な言語手段をもって，かなりの量の情報の発信に成功した。その情報は確かに明晰ではないが，それにもかかわらず十分に示唆的であり，その内包する大まかな意味を話し相手が誤解することがないほどであった。Brissaudの表現を使用するならば，この「発話のメロディ」が，常同的発話の上に重畳するようになったのである。

(2) 言語常同症の回復経過の第2段階の特徴は，患者が自己の不随意発話を阻止しようと試み，それに成功するという事実である。その最初のサインは，常同的な発話状態の減退であり，それによってこの段階への到達を認めることができる。非常に興味深くみえることであるが，患者はいつものように自己の発話行動パターンを始めようとして，突然に自分の発話を遅らせて，その一部を弱めようとしたり，発話の最終部分を聞こえないようにすることもある（我々が見たところでは，その進行は普通は急速で，あるいは爆発的ですらある）。あるいはまた反対に，明らかに随意的に，自己の発話をせき立てて——あたかもそれを追い払ってしまおうとするかのように——，結局最終的に発話の停止に成功する。人がものを言い始めた時に，突然，それが不適切に思われた時，

すぐにそこでそれを打ち切ってしまうことがあるが,ちょうどそんな風な仕方である。この場合,患者の言語常同症は,ただその存在がほのめかされるという程度にしか認められない。言語常同症の経過のこの時点では,疑いなく,患者は自己の異常についての意識を再度確立している。そして自己の意志で,言語常同症を停止または阻止しようと,患者自身が何とかうまくやろうと試みるのである。これは,この患者の口頭表出において,意図的現象が出現したということの最初の証拠である。障害についての患者の意識が再び確立したことが,この意志行為を引き起こしたのかどうか,あるいは逆に――我々が信じているように――意図的な活動性が,障害についての意識を引き起こしたのかどうか,それらの疑問に答えることは困難である。

(3) 次に来るのが,我々が浮動的(fluctuating)と記述した段階である。ここでの言語表出は,その本性が著しく異なるようになり,状況ごとに変化を示しつつ,最初のあるいは本来の常同的表出――最初は持続的であったが,今や単純に偶発的になり,出現頻度もますます低下している――に随伴するようになるからである。こうして一つの移行が生じる。たとえば,新しい常同症が前のものと置き換わる。この新しい常同症は前と同じ特徴を有するが,その内容と持続性の短さという点でのみ異なっている。それにもかかわらず,これは常同症の回復経過の新しい段階である。この段階の例とし

て挙げる我々の一例は，ある日，家で電話の呼出し音が鳴るのを聞いて，「Telephone, telephone」（＝電話，電話）とさけんだ。そしてこの日から以後，「telephone」という語が，以前の常同語に置き換わってしまった。それはあたかも，その日に新しいパターンが確定して，以前の常同症の発話を抑制しているかのようであった。また別に，常同症が罵倒語であった症例もある。彼の妻は「pardon」（＝すみません）と言ってものを頼むことが多かった。しかし彼自身はこのような丁寧な言葉を言うことができなかった。ところがある日，彼の常同症的な罵倒語に部分的な変化が生じた。「pardon」の語がそれに混入したのである。以後あらゆる発話に際して「mardon」と言うようになった。このような常同症的表出の変化が1回，または数回起こった例は，我々の患者の中にも何人かいる。この種の変化は，良好な予後を示すのが普通である。

他にも，このような連続的なブロックがほどほどに続いた後で，決まり文句（stock phrase）──特に形式的な丁寧語──が挿入されることがある。このような丁寧語の出現は，常同症的表出の脆弱性を示しており，それはつまりその種の表出の持続性が低下したということなのである。我々の患者の一人はいつもの常同語をやめて，状況にしたがって「After you, sir」（＝あなたの通りに）とか，「Oh, pardon me」（＝ああごめん）と言った。

Jacksonはこのような言語を「既製発話」（ready-made

speech）と記載した。この発話の出現は常同症が，他の発話——いまだに下級の言語であり，自動的性質を有しているが，もはや最初の語のように同型かつ常同的でなく，状況に対する適応を示している——で，置き換ったという事実を示している。

最後に，一つのエピソードが現れるように，Jacksonの意味での随意的で命題的な表出が出現する。偶発的出現であっても，これにはかなり重要な意味がある。それが意味することは，この一連の経過における，自動的表出の不随意的常同症的な構成の崩壊であり，随意的性質を担った本当の言語の再出現の兆候なのである。

（4）最後の段階は，言語常同症が完全に消失する段階である。強迫的な言語表出は，まだこの時期でも，ちらと顔を出したり突発的に噴出したりするが，意図された表出——ゆっくりで不完全で，完成された表現になることは困難であるが——に置き換わってしまう。突然に既製文がすらすらと発話されて出現したりする。これは最初のものとは異なる新しい自動的表現の一面を示している。すなわち，この言語表出は最初の言語常同症とは，その性質を異にする。強迫的および不随意的な性質は，意図に従った表現に置き換わったが，労苦を伴いゆっくりとした発話である。障害に対する無意識的な特徴も，その大部分が消失した。患者が意識するのは，もはや発話の一般的な障害だけではない。自己の言語表出が

困難で不完全なことも意識している。その発話には，以前の完全な常同症的な発話の特徴であった自発性，容易性，および急速な律動性が欠如している。発話はゆっくりで，努力性を伴い，あたかも言葉を手探りでつかもうとするかのように産生される。同様に，常同症には全くなかった音声学的障害が出現しているのに気づかれる。これはBroca失語患者の発話の特徴であることが多い。

この段階では，患者の言語表出に従って，2つの主要な失語型が存在すると考えられる。

（1）前述したように，音声学的に不完全で苦しそうなゆっくりした発話をし，これに容易に発話でき文法も全体的にほぼ正しい表現の既製言語が混入する患者のタイプ。

（2）文法的構成が不完全で，小児が話すように話をし，いわゆる「黒人の片言のフランス語」のように話す（parler petit nègre）タイプ。これは失文法であり，常同症の経過上の様式とは別のセットであると考えた方がいい。

持続的な言語常同症からの回復経過上の様式は，我々がこれまで描いてきたものと，常に同じだというわけではない。我々はむしろ，この4段階が厳密に固定した継時的順序で進行するというよりは，常同症の組成解体に4つの側面があることを述べたのである。さらに，これらの段階の一つにとどまったままの患者もいるのである。この貧困な発話の残骸

——つまり常同症である——がたどる経過については、今なおほとんど無視されているが、言語の意図的および自動的使用の解離の重要性を示唆するデータに満ちている。この問題についてはまた後で取り上げる。さらにこの経過についての見方は、予後を考える上で臨床的にも関心がもたれる。失語症を病む患者が、将来もこの鸚鵡のような粗末な表現に閉じこめられたままであるのか、それともそこから解放されて、少々不完全であっても真の言語を再獲得するチャンスがあるのかどうかを予言することには、非常に大きな価値があるはずである。

我々の研究からは、予後的価値が特に不良な要素が少なくとも2つ存在するようである（**表Ⅲ**）。

表Ⅲ　言語常同症の予後

	Wernicke失語	失文法を欠くBroca失語	失文法	失構音
一過性常同症	5	0	0	1
長期持続型常同症	0	5	8	0

常同症のタイプと予後的価値

	症例数	非回復性常同症 症例数	%	回復性常同症 症例数	%
言語的価値のない常同症	11	6	55	5	45
言語的価値のある常同症	19	5	26	14	74

(a) 反復性常同症の非言語学的特徴 [non-linguistic character]（非回復の常同症の 54 %）。

(b) 失行の合併の重要性（常同症が回復しなかったほとんど全例に，重要な失行があった）。

容易に理解できることであるが，言語学的意味を欠く常同症は，特に重度の障害であり，発話の最も深い解体を表している。しかし，このような症例における失行の意味については，それが音声学的解体（後述する）において演じている部分以外には，うまく説明する考えが思いつかない。

言語常同症の内容

　さらにもう一つ，言語常同症には，我々が注意する必要のある側面が存在する。それはその内容である。この不随意的かつ無意識的な発話には，その背後に，隠された意味があるのだろうか。

　はじめてこの問題を投げかけたのはJacksonである。言語常同症（もちろんこれは言語学的意味を有する常同症である）の語が，患者が発作に襲われた瞬間に彼が考えたことの表出であるようにみえる症例が何例か存在することを，彼は書いている。患者が意識を失う瞬間に言おうと思った文の断片を表しているように，彼には思えたので，これを生まれそこなった命題（stillborn proposition）であると記述した。発病時の患者のこころの状態がどうであるのかを知ることは常に可能ではないとしても，再帰性発話の内容には，患者がこの状況の中で感じたことや考えたこと——それがこの常同症の表現形式になった——の何ものかが暗示されているのだろうということもあり得る，とJacksonは強調している。

　このような発話に中には，既に古典的となった例がいくつかある。すぐに思い出すのは，「Come on to me」（＝さあこっちへ来い），時にはただ「Come on」（＝さあ来い）という再帰性発話の男性である。彼は鉄道の信号手で，自分の仕事場の信号箱の前の鉄路の上で発病した。「Gee Gee」（＝どうどう）と言うことができるだけの女性もいたが，彼女はロバ

に乗っている時に発病した。JacksonはRussell博士の症例も引用している。その症例は事務職員で，目録作りの重労働の後で麻痺が発症したが，ただ「List complete」(＝目録完全に)と言うだけであった。さらにJames Paget卿のある患者は殴り合いで負傷したが，彼の再帰性発話は「I want protection」(＝私は保護を欲する)というものであった。

Gowersは，常同症の中で使用される語は，まさしく，患者が意識を失う直前の最後の言葉であるといった。彼の有名な症例は，乗り物の運転台で発病した女性で，それに乗る時にMrs. Watersという女性に運転を頼んでいた。彼女の常同症の語は「Missus Missus」というものであったが，これは彼女が話した最後の言葉の一部である。

Critchleyは，Jacksonの説明もGowersのそれも，真相に近くないという。彼は2例を挙げた。「On the booze」(＝酔っぱらった)という再帰性発話の患者は，酒場の大口論の最中に卒中発作に襲われた症例である。「道徳的にいかがわしいある魅力的な若い女性」は，脳出血後に，「Not tonight, I am too tired」(＝今夜はだめ，あたしとても疲れているの)という挑発的な言葉以外に何も言えなくなった。

筆者は，Gowersの正確な説明がJacksonのそれよりもより真であると考えているわけではない。Jacksonの説明も広範でニュアンスに富む。筆者自身の観察例をいくつか挙げよう。先に言及した作家は，自発的にも質問に対しても「Bonsoir, les choses d'ici-bas (Farewell, the things of this world)」(＝さらばこの世の物事よ)と繰り返すだけであったが，朝ベッドの中で起こった脳卒中発作の発病時に，この文章を話していたとは考えにくい。しかしこの詩的な文章表現は，この大惨事の急迫に対する彼の印象に一致することは間違いない。「Ai bien dit」(＝言ったじゃない)いう句を常同症にしていた患者は，彼女の夫が運転する自動車事故で麻痺になったが，夫の運転が早すぎると繰り返し注意していた。この時も彼女は疑いなく，「Indeed, I told you so」(＝本当に私がそう言ったでしょう)という，受け入れられない警告を発しようとしていた。肉屋の店員だった患者は，客にサービスしている時に麻痺が発症したが，彼は常に，「The customer, the boss, the customer, this evening」(＝お客様，社長様，お客様，今晩)と繰り返していた。別の患者は「faut écrire (must write, must write)」(＝書かなければ，書かなければ)と言うのみであったが，彼は新年の大量の挨拶状を嫌々ながら書いた後で発作に襲われた。最後に，学校の屋根の上で発病した瓦職人の患者は，「School, school」(＝学校，学校)という語を，偶発的発話のように話すのが常であった。

　実際に，常同症がどのように組み込まれるのかについて提案された説明は全て，その重要な部分が不確実なままである。しかしこれらの説明は，発作の直前に発せられた表出に注目するか，あるいは少なくとも，Jacksonism的見解に一致して，その瞬間の患者の置かれた状況を問題にするという意味

で，互いに類似している。したがってこれらの説明は，この言語表出が指示する目標に向かっている。いわば，まさに使用されようとしたパターンであり，その表出は組織化される途中で，発病のために，手回しオルガンの旋律のように常同的な一つのパターンになったのである。

　言語常同症の反復性の発話のための解釈を試みることも，可能ならば面白い。どんな説明であっても，十分に満足できるものを，筆者は一つも知らない。しかし筆者は次のような説明を提案する。患者が発話できる音素がただ一種類だけ存在する場合，この選択の余地のない鋳型（mould）は，言語刺激から引き起こされて，かならずその語を何度も繰り返して言うようにしむける。この言語刺激は，何度も何度も，この唯一の自由な道——いわばただ一つの経路——をとり続ける。他に余地がないほど，常同性表出はより単純になる。これは，健常発話でも，人を呼び出す時や人に勧める時に「Come, come」（＝さあ，さあ）と繰り返したり，あるいは緊急の警告を発する時に，「Attention, attention」（＝注意，注意）と何回か連発することにある程度類似する。あるいは話者が，自分の談話で言うべき事柄の形をただちに見いだせない時に，今自分が言ったことを何回か繰り返すような場合に類似している。さらに一つ，似たようなことが思い浮かぶ。失語性の常同症と反復言語（palilalia）—— Brissaud と Souques が Parkinson 病や仮性球麻痺において記述した——における反復との類似性である。この場合，反復は繰り返す

文の全体に及び,むしろ単調に急速な発話で繰り返すか,あるいは次第に弱くなりついには単なるささやき声になってしまう。しかしこの説明できない現象は,失語の反復性常同性発話とは,不随意性の性質を共有するのみで,その固着性,あるいは特に患者の側の無意識性は共有していない。これらの患者の筋硬直性(rigidity)に注目すると,この障害が部分的な高緊張性(hypertonic)の運動障害であるという考えが強く示唆される。

失文法

　我々はこれまで，多くの患者が持続性言語常同症から失文法へ移行するのを経験した。失文法という語は，Kussmaulが刻印し，Pick がそれに高い重要性を付与した。Pick は，発話における失文法性障害についてのモノグラフを書いたが，これは不幸にして未完に終わった。

　失文法は，言語表出の非常に特殊な障害からなる。その主症状は文法的障害であるが，このような文法的組織化（grammatical organization）の解体というだけでは，そのさまざまな側面の全般にわたる失文法の定義として十分ではない。この障害は思いのほか高頻度に見られ，種々の失語のカテゴリーに広範に出現するので，症状論的な価値はそれほど大きくはない。Head は統辞論（syntax）的障害のみに基づいた失語の特殊型を確立しようとした。しかし Head は，この名称（統辞性失語 syntactical aphasia）の下に，他の障害をもたくさん含めてしまった，と我々は考える。

　文法的組織化の偶発的で変化に富む障害は，多くの失語例に見られるが，これは言うならば「occasional dyssyntaxia」（＝偶発性失統辞）である。これとは完全に異なって，文法的配列における規則性，固定性および永続性によって特徴づけられる失文法が存在する。それらの特徴は，この失文法が非常に特殊な障害であることを示している。後述するように，その様相と経過は常に同一であり，一つの表出性失語

(expressive aphasia)のタイプに常に同じように見いだされる。この事実から，失文法には症状論的な価値があり，予後論的にも特別な価値が認められる。

このタイプの失文法が，筆者にとっては真の失文法であるが，これを定義することはかなり困難である。むしろ，患者の談話が明瞭に示す基本的な事実，つまり文章がその構造の骨格にまで縮小しているという事実を定義にする方が容易である。名詞と動詞は不定詞形で保持されているだけである。文法的小語（little words），つまり「言語の小道具」（little tools of language）は全て抑圧されている。文法的分化の全てが――つまり性，数，特に時制，および従属節の全ても――失われている。このような分化が豊富な言語ほど，それだけ明瞭に失文法であることが明らかになる。失文法を，わずかしか知らない外国語の要素的な使用や，電報によるメッセージの伝達における組織的な短縮，あるいは，小児の発話の「単語-句」相（phase of the word-phrase）の段階に，比較することも可能である。この発話の様式は，「電文体」（telegraphic style），または「黒人の片言フランス語」（parler petit nègre＝黒人の子供ことば piccaninny speech）と呼ばれる。これらの比較は，失文法の解釈にとって何がしかの価値がある。

筆者の研究は，145例のBroca失語例に観察された，この種の失文法の19例に基づく。これらは持続性の出現例のみであり，一過性の失文法例は含まない。図5は，これらの失

32　失語症の言語症状

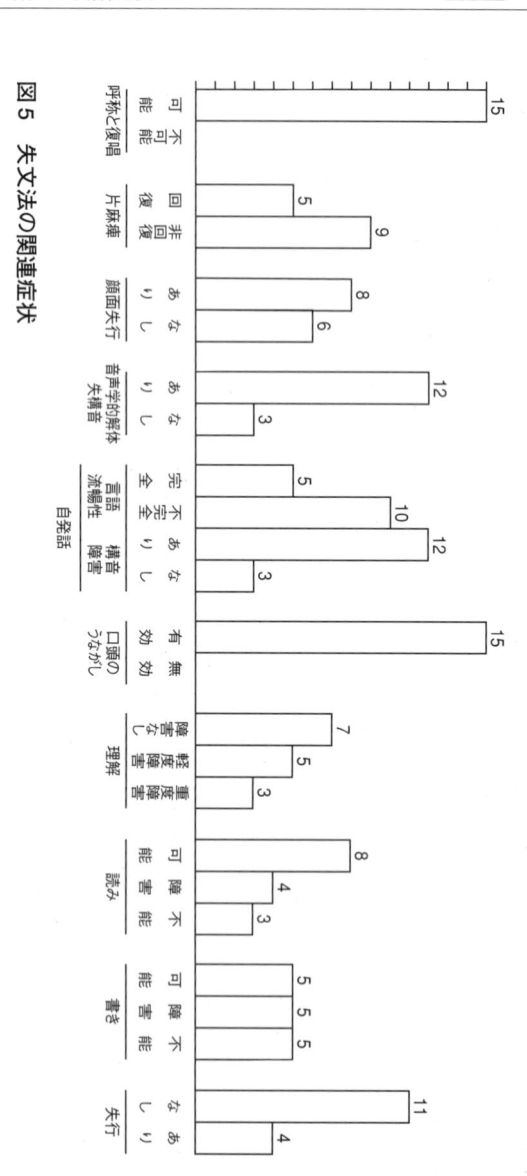

図5　失文法の関連症状

項目	カテゴリ	人数
呼称と復唱	不可能	15
呼称と復唱	可能	（なし）
復唱	非回復	5
復唱	回復	9
片麻痺	あり	8
片麻痺	なし	6
顔面失行	あり	12
顔面失行	なし	3
音声学的解体失構音	完全	5
音声学的解体失構音	不完全	10
言語流暢性	あり	12
言語流暢性	なし	3
構音障害	（自発話）	15
口頭のうながし	有効	15
口頭のうながし	無効	（なし）
理解	障害なし	7
理解	軽度障害	5
理解	重度障害	3
読み	可能	8
読み	障害	4
読み	不能	3
書き	可能	5
書き	障害	5
書き	不能	5
失行	なし	11
失行	あり	4

語患者の臨床症状において最も重要な関連症状を示している。これらの症状の中で，まず強調されねばならないことは，この全ての患者が，亜正常（subnormal）な物品呼称能力を有することである。そして彼らは，要求された言葉の全てを，特に発話状態から予測できないような変な言葉でも，復唱できるようにみえる。

しかしその復唱は，多くの症例にある音声学的障害（後述）である構音障害にぶち当たって，そこですぐ止まってしまう。患者の自発言語の発話は，普通はゆっくりしたリズムで，躊躇と休止（pause）が多く，それが時に，ある種の断綴発話（scansion）か吃音の要素があるようにみえる。結局これらによって，言葉の語音を完成することが困難になる。この困難性は，自発的発話でも質問に答える時でも同様である。さらに特に物品呼称の試みや語の音読において，観察者の側からの簡単なうながし（incitation）が非常に有効であることに気づかれる。観察者が語頭音を示すとか，あるいはその語を示唆するわずかな表情の身振り——言うというよりささやくような——をちょっと示すとか，それだけで患者の音読や復唱が障害なく行われることがある。しかし，このことは文章，特に長い文章になるとあてはまらない。

失文法患者の理解障害は，多くの場合，軽度である。これは後述するように，読み書きにもあてはまる。我々の患者ほぼ全てに麻痺があり，これは常に重篤でわずかしか回復しない。大多数の患者には失行もある。これは上肢-顔面領域の

失行が常に主であるとは限らない。

　さらに失文法の本質的な特徴は，患者が表出しようとすること，あるいは表出できることの特殊な文法的配列である。これを法則化することは非常に難しい。その最初の事実は，彼らの言語では名詞が有力で主要な位置に置かれているということである。次に，文法的な一致も時制もなく，動詞が不定詞形で使用されることである。さらに，冠詞，代名詞，接続詞が消失し，しばしば副詞も消えることである。前に述べたように，文法的組織化は骨格様になり，それ故に，言語構造は硬直し貧困化して，談話の豊かさに寄与する陰影が全て失われる。一例を挙げよう。前に引用した悲痛な常同症を発話する作家は，やがて失文法を呈するようになったが，彼の言語は非常に豊かに繊細になって，「To-day, Doctor. Good evening. Talk literature」（＝今日，先生。こんばんは。文学語る）と言って筆者を歓迎した。もちろん，この文法的な変化にはさまざまな程度がある。ある患者は，長い時間をかけて，ここでは副詞をあちらでは接続詞を，偶発的に加えてみたり，形を変えて補ったりして，少しずつ自己の発話を豊かにしていった。彼らの書字言語も同じ特徴を呈している。これは，他の失語型の患者が，口頭と書字とでその統辞障害が流動的で一定しないのと，著しく対照的である。失文法の患者の多くは，読みも書きもむしろ良好に可能であるが，冠詞や接続詞などを落としてしまい，それで彼らの書くものも失文法になるのである。

この多くの患者にみられる非常に注目的な事実は，意図的統制下でない発話部分，換言すると，決まり切った挨拶の既製句や感嘆文などのような自発的な発話部分では，文法的配列が正常だということである。このような句は，正しくかつ迅速に組織化される。つまり失文法は，自動言語——これらの患者では大いに減少しつつある——の中には張り出していかないのである。

　この興味ある臨床像の最後の特徴は，患者が自己の障害について，相対的にわずかしか気づいていないということである。患者は自分がほとんど正常に言語を使用していると信じているようにみえる。たとえば，不定詞形で使用したばかりの動詞を活用変化させるように要求されて，それができないことに気づいた時に彼は驚愕する。彼は，過去の発病時の言語常同症の段階では，自己の障害に全く気づかない状態であったが，現在でも彼は，自己の発話が困難であることにも，文法的な出来具合が不十分であることにも気づかない。

　失文法の経過には2つの重要な独自性がある。一つは既に述べたように，失文法は長期持続的な常同症の経過の本質的な様態の一つである。**表Ⅳ**の15例をみて分かることは，長期間観察できた8例は，最初は言語常同症（ほとんどが言語学的意味を有するタイプである）を呈していたことである。我々の患者の4例は失文法段階の始まりより前はなかった。2例は最初は発話能力の完全な停止状態で，既製表現の発話に直接に移行した。これらの15例は，前文法相（pre-gram-

表Ⅳ 失文法への前段階

症例	失文法へ変化する症状	失文法以前の失語期間
1	常同症	1月
2	常同症	2月
3	常同症	9月
4	常同症	20月
5	常同症	15年
6	常同症	7月
7	常同症	2月
8	常同症	2月
9	自動的発話	11日
10	自動的文章の抑圧	不明
11	不明	-
12	-	-
13	-	-
14	-	-
15	抑圧	1年

matical phase）としての言語常同症の段階の重要性を示している。この段階は最短でも数週間から2～3ヵ月間続き，しばしば数ヵ月，あるいは数年に及ぶこともあった。

もう一つの失文法の経過上の特徴は，その持続性である。改善への明瞭な傾向を示すことはめったにない。特に言語常同症の長期にわたる段階から，少しずつ失文法になってきた例では，特に失文法の変化も緩慢である。我々の15例の患者は，失文法の枠内に選択の余地なく閉じ込められたままである。表が示すように，その11例は言語常同症の鋳型から抜け出ることができなかった。かくして我々の材料から明らかにみえることは，失文法が予後不良なことである。このこ

とは，そのリハビリテーションに失敗が多いことを説明する。しかし筆者は，観察例に含まれていないという理由で，一過性の失文法の患者は存在しない可能性がある，と言いたいわけではない。

　我々は，失文法の心理学的または言語学的考察をするべきではない。どんなに詳細をつくしても仮説としての性質を有するからである。おそらくこの発話の様態は，文法的構成の減退，あるいは文法的組織化の最初の小児的段階への回帰，つまりJacksonの意味での解体（dissolution）を表現している。我々が強調したい臨床的なポイントは，純粋な失文法は極めて明瞭な臨床的状態であり，常に同一で，永続的または長期持続的であり，重篤な運動障害を併うことが多く，したがって，正確な予後的意味を有している，ということである。

音声学的解体症候群

　発話の解体のレベルの一つに，発音または構音（articulation）の解体がある。特にこの解体は，言語（language）の構成のそれとは関係ない。ここでは言語学的システムの変化ではなくて，この大きな障害が，これから詳細に考察する音韻論的システム（phonologic system）をまき込んでいる。

　既に述べたように，持続性の言語常同症が消失した患者は，緩慢で，躊躇が多く，音の変形した発話をすることが多い。我々はこの種の変形を，失音声学的（dysphonetic）と記述した。この状態が問いかける問題は，言語刺激の真に失語性の混乱によって，言語遂行に障害が起こったのかどうか，あるいは，反対に，発話の構音相（articulatory phase）のみに起こる障害——すなわち Pierre Marie の用語である失構音（anarthria）——が存在するか否かという問題である。失構音の概念は，これまでも議論されてきた。そして Pierre Marie の立場は，Dejerine や Head によって反論された。その Head は，この事実に対して語性失語（verbal aphasia）の名称を提供した。

　失構音の純粋状態，特に初発の純粋失構音がまれであるのは確実である。しかし，このタイプの構音障害が孤立形として存在するという事実は，明瞭な失語性障害と合併して発現することもあるということを明示する。後者の場合，失構音の解釈は，錯語の説明とは異なるものでなければならない。

口頭言語の発音にこの種の障害が実在することを確信するためには，書字言語の統合が完璧である必要がある。我々が観察したような稀症例においては，患者は発話しようとした語の発音に成功せず，理解困難な語音を産出するのみである。そういう患者は，決まって鉛筆を手に取り，自分の考えを苦もなく書いて表現できる。そのように口頭表出が困難で，常に紙と鉛筆を使用した自験例を，Head自身が指摘していないだろうか。それほどではなくても，口頭言語にはこのような重篤な障害があって，書字言語にはほとんど障害がない，という解離はまれではない。Head もそのことに気づいている。構音障害が優勢であるというこの種の障害は，Broca 失語群の中に一つの重要なカテゴリーを形成している。Broca 失語は「失語プラス失構音である」というのは，Pierre Marie が観察してそのように結論したことである。彼はこれを後に公理（axiom）として呈示した。

このような症例によって，発音のみの選択的障害があり得るとの確信を持った我々は，何年か前に Ombredane と Melle Durand と共に，患者の言語発話を Rousselot の円筒に記録する方法を用いて，発音の様態とメカニズムに対する音声学的な実験研究に着手した。我々はこの方法によって，発音過程にその一次的障害が存在する一つの症候群があるということを確認した。この音声学的システムの障害については，個々の音素の発音能力の障害と，複数音素を連結して発音連鎖──その回数は固定的かあるいは相互依存的である──を

作る能力の障害の，両方の障害から成っていることが明らかにされた。さらに，このような音素をいくつか並べるという特殊な条件下では，ある音素から別の音素へ移行する時に困難があり，この移行の速度やテンポにも，あるいは語音の調節やアクセントの置き方にも，困難が存在する（記録されている）。

予想とは反対に，これらの音声学的変化は，驚くべきほどの均一性と恒常性を示した。このことより，この障害を数個の特徴——我々のモノグラフに記載した——に還元することが可能になった。この分析についてはここでその詳細を説明する余裕がないが，これによって次のような区別が可能となった。

(a) 麻痺相（paretic aspect）は，肺活量計が示すように，呼吸の不十分性や構音の脆弱化を伴う。(b) 筋緊張異常相（dystonic aspect）は，構音の過剰運動，その強さや長さが不適切な運動により，発話が過緊張，位置の固縮，共同運動によって支配される状態である。(c) 失行相（apraxic aspect）は，同時に口部-顔面失行を伴うことが重要である。かくして，この発話の運動メカニズムの障害には，要素的な運動障害から精神運動性レベルの最高次の障害に到るまでの，さまざまな程度とさまざまなレベルが存在する。

我々の印象では，この病理学的な音声学的変化と初期に現れる小児言語との間には強い類似性がある。実際に前者は，原始的な口部反応の緊張性特徴によって区別され，そこに共

同運動的な関連運動が存在することは明瞭である．患者のさまざまな回復段階に観察される多くの変化は，健常小児の音声学的発達にも見いだされる．たとえば，音声学の用語を用いれば，異化，同化，転位，省略（dissimilation, assimilation, metathesis, elision）などである．

患者の発話が，言語発達の初期段階に見られる原始的レベルに落ち込んでいる，ということは，機能解体についてのJacksonの原理に合致する．我々は，発音過程の病的変化に起因するこの障害を「音声学的解体症候群」（syndrome of phonetic disintegrationと名づけた．

Critchleyは，1953年の「失語における構音障害」というSemon講義の中で，我々の研究を，音声学的障害の問題に深く踏み込んだ最も重要な研究である，との好意的な考察を展開した．しかし彼は，我々の研究の症例数があまりに少ないと思えたことや，このほかにも失語患者の言語使用や発話状況による変動を無視しているという点で，完全に説得されたとはいい難いと述べている．この批判は，完全に正当であるとは思えない．第1に，この音声学的研究の対象になった患者数については，モノグラフの中で述べたように，我々は，詳細で完全な検査がなされた例——つまり全部で約50個の記録——だけを選択したが，これは本研究に参加したさらに多くの症例群から選ばれたもので，しかも均質的な結果が得られるような例であった．第2に，言語使用のさまざまな状況によって音声学的変動が非常に大きいというコメントにつ

いては，我々の研究対象はこのコメント内容を実証していない。我々の対象患者は，重篤な発話障害を示したが，同時に，我々が課したさまざまな言語喚起の実験的状況下での音声学的な障害や消失には，驚くべきほどの不変性（fixity）が認められた。我々は現時点でもこの研究を続けており，声と口唇筋の両方をオシログラフで記録するための，より単純で容易な方法を所持している。

　みなが認めるように，この障害の解釈は困難である。我々がCritchleyに賛成するのは，音声学的障害については，これをあまりに機械的に考えることを警戒しなければならない，という点である――このことは，以前から我々はそのように考えてきたのであるが，経験的に，これらを錯語性変形から区別することがいつでも簡単だというわけではないことを知っている。錯語はより非固定的で，状況に従って，あるいは発話やリズムの違いによって，より浮動的であるのが普通である。

ジャルゴン失語

　これまで論じてきた失語症の言語は，意味を欠く一語（または数語）に縮小するとか，統辞文法的形式が要素的なものに限定しているとか，あるいは音声学的障害や錯語によって変形しているとかいうことはあっても，何らかの意味を保持している，というのが普通であった。少なくとも情動的表出の中には，言いたいことの要素が認められたし，少なくとも全体としてならば把握することの可能な何らかの意味を見いだすことができた。しかしそれらとはもう一つ別のタイプの言語表出が存在する。ジャルゴン失語は，発話に意味を付与する質の消失を，その主要な要素とする。換言すると，言語の意味論的価値が抑制されているようにみえる。ここでの我々の関心事は，語の意味の消失の深甚な状態である。これについては既に，言語学的意味を欠く常同症においても観察した。

　ジャルゴン失語は，定義することは容易ではないが，言語が理解不能であるために，臨床的にそれと認めることは──発話異常も構音障害もなく，意味が完全に欠落しているというただそれだけによって──困難ではない。実際に，言葉の発話が著しく容易で迅速であるために，この奇妙な発話を分析するためには，録音機を使用しなければならない。このようにしてのみ，この種の発話障害の中に，いくつかのタイプの障害型を区別することが可能となる。

(a) 第1に,「未分化ジャルゴン」(undifferentiated jargon) と名づけることができるタイプが存在する。これは言語学的意味を欠く言語常同症に著しく近縁である。しかし言語常同症は,常に同一の1個または2個の音素のみから成るので,これを見分けることは容易であった。これに対してこの種のジャルゴン失語は,瞬間ごとに多少なりとも変化し浮動する（複数の）語音の,ほとんど止まることのない流れである。

　(b) 第2の型のジャルゴンは語新作（neologism）から成る。語新作は言語学的意味のない新しい語である。この場合,統辞的構造の外形がある程度は保たれているので,語新作があることによって,何か奇妙な外国語のような様相を呈する。我々はこれを「失意味性ジャルゴン」(asemantic jargon) と呼んだ。

　(c) 第3のジャルゴンは,常に誤用語（misused word）から成る。一つの語が他の語に置き換わる現象は,Wernicke失語にしばしば観察される。特に,患者が物品呼称を試みる時に頻発する。しかしジャルゴン失語は恒常的であり,理解不能な文章が次々に連続して生ずる。この状態を我々は「錯語性ジャルゴン」(paraphasic jargon) と名づけた。

ジャルゴン失語におけるこれらの異なったタイプの発話解体は大きく変動する。たとえば，最後のタイプは，何とか翻訳できるかもしれないが，他のタイプは全く不可能である。

ここに挙げる「sanénéqueduacquitesscapi」というのが，筆者の患者にみられた未分化ジャルゴンの例である。次に示す句は，失意味性ジャルゴンの例である（ある画を説明するように命じられた患者の発話である）。「les costelles qui se friment, ici un racrème, deux enfourches a janpié, deux zènes sobe, un chaudier qui met le clistone」（語新作のため翻訳不能）。次は別の患者の錯語性ジャルゴンの例である。「Le bon est vieux du bon Dieu en servant à ces dames」。これを（英語に）翻訳すると次のようになる。「The good is old from Good God using to these ladies」（＝善はこれらの女性達を使用する善の神から古い）。

このさまざまなジャルゴン失語のタイプの鑑別は分析によるとしても，これらのタイプが，同一の患者の失語の回復経過の異なった時期に出現することを，我々は経験的に知っている。

発話の解体の様相についてあまりこだわらずに，ジャルゴンの主要特徴を研究するならば（最後の2つの例で見たように，統辞が保たれていることはまれではない）次のことに気づかれる。

第1は，言語表出が容易で流暢だということである。迅速な発話，その自発性，遅滞なき発話の反応性，これら全てが，

Broca失語のカテゴリーに属する患者の発話の困難性，努力性，緩慢性と完全な対照をなしている。

　第2は，自己の言語障害についての，患者の側の気づきのなさである。患者は一瞬たりとも，自己の発話が正常であることを疑わない。このような患者が，完全な無意味語やとんでもなくおかしな文を，自信に満ちた自然な態度で語るのを見るのは驚きである。たとえばある患者は，新調のすばらしい靴を履いた隣人が立ち寄った時に，彼女に対し「Oh, what beautiful chemists you have」（＝何と美しい化学者をお持ちですこと）と言ってほめた。この語の置換は，もちろんその隣人を驚かせたが，これは錯語性ジャルゴンのはじまりであり，左側頭葉腫瘍の最初の症状であった。ジャルゴンの症状の中でも，このような病態失認（anosognosia）は非常に重大な現象の一つであるので，その重要性は特に強調されねばならない。

　ジャルゴンにはもう一つ興味ある側面がある。患者のジャルゴン発話の中の語を，そのまま医師が患者に語って聞かせると，患者はその医師の発話を批判することである。我々はこの現象を何回か観察した。この事実が強調することは，患者自身に病態失認があることと，患者に他を批判する能力があること，との対照性である。これが可能であるということはただ，患者が話し言葉を理解するなにがしかの能力を——少なくとも部分的には——保持しているからである。

　もちろんジャルゴンは，自発話や会話の試みにおいてのみ

存在するだけではなく、物品の呼称にも、情景画の説明にも、単純なお話にも出現する。口頭表出にも書字表出にも、読みにおいても観察される。患者は書字命令を見て、正しくそれを遂行するが、同時に、その自己の行為をとんでもないジャルゴンで記述する。これは特に注目すべき観察である。

話し言葉の理解の障害は、実際に、患者が自己のジャルゴンに気づかないということから予測されるであろうレベルよりは、はるかに軽度のことがまれならずある。しかし我々の行った検査が示すように、聴覚失認（auditory agnosia），つまり知覚性の障害の存在を無視することは許されない。また聴覚検査（audiometry）によって、重篤な聴覚障害を持つことが分かった患者も多数いる。

図6〜8はジャルゴン失語25例における合併症状を示している。これらについては、ここでは詳細に考察する余裕がない。

ジャルゴン失語の転帰や最終的な予後については、強い興味が持たれる。ジャルゴン失語が言語障害の最重篤な形式である、と考える多くの研究者の見解とは反対に、我々の経験では、大きな改善を示す回復経過をたどるジャルゴンが存在する。もちろん予後を考察する時には、失語の病因、原因病変の広がり、神経学的な合併症状の性質（聴覚失認、半盲、運動障害または感覚障害）を考慮しなければならない。持続性の片麻痺は予後不良を示す症状であるようにみえる。聴覚失認についても同じことがいえる。未分化ジャルゴンでさえ

48　失語症の言語症状

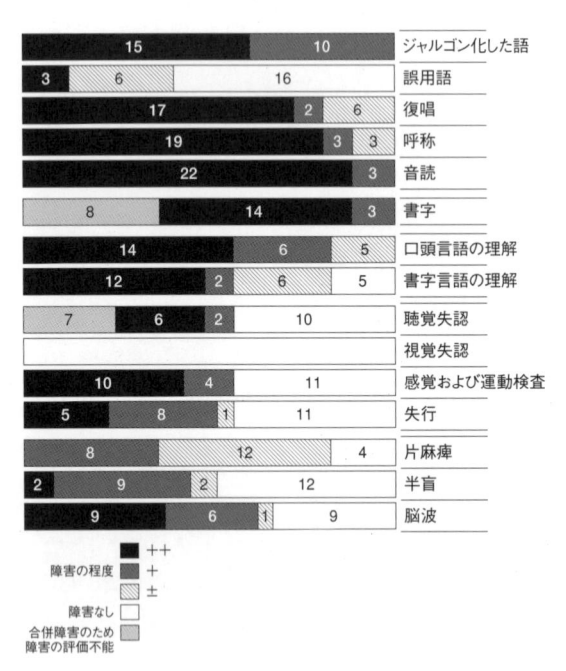

15 / 10	ジャルゴン化した語
3 / 6 / 16	誤用語
17 / 2 / 6	復唱
19 / 3 / 3	呼称
22 / 3	音読
8 / 14 / 3	書字
14 / 6 / 5	口頭言語の理解
12 / 2 / 6 / 5	書字言語の理解
7 / 6 / 2 / 10	聴覚失認
	視覚失認
10 / 4 / 11	感覚および運動検査
5 / 8 / 1 / 11	失行
8 / 12 / 4	片麻痺
2 / 9 / 2 / 12	半盲
9 / 6 / 1 / 9	脳波

障害の程度　■ ++　■ +　▨ ±
障害なし　□
合併障害のため障害の評価不能　■

図6　ジャルゴン失語25例の関連症状

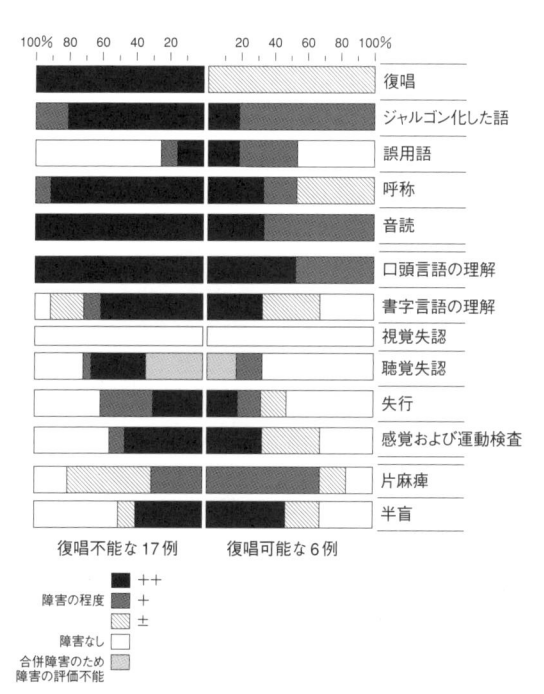

図7 復唱可能または不能なジャルゴン失語2群の関連症状の比較

結果は統計数値ではなく百分率で示す

50　失語症の言語症状

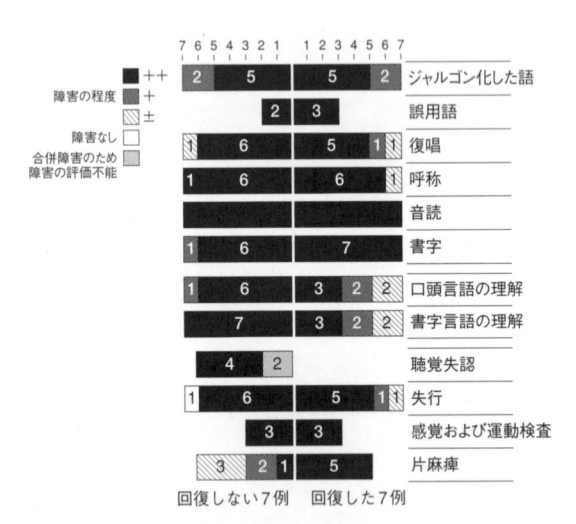

図8　回復または非回復を示したジャルゴン失語2群の初期段階の関連症状の比較

も，かならずしも持続性ではない．それは失語の初発症状以外の何ものでもなく，速やかに他の一つの形式に移行する．しかしもしこれが長期間続くようであれば，予後はきわめて不良であるようにみえる．

ジャルゴン失語には，未分化ジャルゴンから失意味性ジャルゴンへ経過し，さらにそこから語の置換型の錯語性ジャルゴンへ経過する傾向がある．さらに錯語性ジャルゴンには，表現されるべき思想と実際の発話との間の一致性が，どの程度に欠如するかに従って——あるいは Lotmar の表現によれば，言語発話が，概念的に同一またはどの程度に近縁の範囲に属するかの程度に従って——種々さまざまな程度が観察され得る．改善によって錯語の重篤度は低下する．

ジャルゴン失語が一過性に経過することがあり得るということのもう一つの証明は，失語発作（aphasic seizure）の症例で観察される．この場合，患者は短時間（または長時間）ジャルゴンを発話し，発作の終了後に，発話は正常化する．

結 論

これまで述べてきた事実は，臨床的関心や予後的価値を示しただけではなく，失語における言語表出についての2つの重要問題を，ある程度ではあるが明らかにした。第1は，言語刺激からその表出に到るまでの機制の障害の説明である。この障害は，発話の使用の間に解離を引き起こす。その説明の鍵は，我々がOmbredaneと共に，「Baillarger-Jacksonの原理」と呼んだものの中にある。もう一つは，今でも説明は難しいが，表出が障害されているということに対する，完全なまたは相対的な病態失認である。

(a) 我々が今「Baillarger-Jacksonの原理」と呼ぶものを，Jackson自身は「Baillargerの原理」と名づけた。Jacksonはこれを記述し発展させたのであるが，それがあまりに見事であったので，この2人の名前を並記すべきである。La Salpêtrière病院の医師であったBaillargerは，1869年にフランス医学アカデミーで，発話が左半球に局在していることを論じたDaxの論文について議論し，失語の主要な障害は言語の意図的な興奮（stimulation）の抑圧であって，自発的な言語興奮は保存されている，という注目すべき考えを表明した。

ここに，Jackson自身がフランス語で選択・引用したテキストがある。「失語の報告例を読んで多くの患者に認められ

ることは，自己の全意志エネルギーを注入して，語の発音を行おうと試みる時には不可能であるが，反対に，その後の何かの折りに，それと意図しない状況でうっかりと，まさに同じ語を発音してしまう，という奇妙な現象があることである。したがってこの患者たちにおいては，意図的な運動興奮は消失し，自発的に行われる運動興奮は保たれている」。

Jacksonは何編かの論文の中で，Baillargerのこの見解に立ち返って，一つの原理と考えその価値を強調した。このことは既に述べた通りである。彼は言語の使用に，彼の表現でいう命題的使用と情動的使用という異なった使用があるという見解を表明し，その例を数多く挙げた。筆者自身もさまざまな研究を通じて，失語症の生理病理学におけるこの価値ある解釈に立ち返る必要があると考えてきた。この解釈は，これまで報告されてきたデータを説明する最良の説明である，と筆者は考えている。

「持続性の言語常同症」では，その性質が不随意的発話であることを認めた。回復と共に，意志の影響の増大が認められた。言語常同症の最初の段階では，全ての意図的発話は消失する。ただ固定した自動的な言語表出のみが残存する。後に発話が分化するに従い，この自動的発話は，再びあらわれはじめた随意的発話に阻止される。このより命題的で随意的な形式の発話は，まだ不完全で困難である。既製言語や情動的な発話が容易になる。

「失文法」は，このような経過の最後であるが，同じ解離

が見られる。随意的発話は失文法を示すが、自動的発話では失文法は見られない。

「純粋失構音」は、発音の実質的方法の孤立性障害である。その性質は安定的で、規則的であり、解離は残存していない。我々の「目で見る発話」の研究によって、これらの構音障害は、ある程度は、発話される状況に関わっていることが明らかにされた。このことは、情動的な発話状況では、あまり明瞭でないようにみえる。特にこのことがあてはまるのは、失語としての性質がより明白な障害と関連する時である。

最後に「ジャルゴン失語」では、語漏（logorrhea）、発話の迅速性、表現のコントロールの喪失が、随意性の影響の欠如を明示している。ジャルゴンが回復した時には、はっきりと随意性の影響が再出現する。さらにジャルゴンである自動的言語には、この他にも、病態失認や発話の意味的価値の解体が存在する。

(b) 病態失認に関する限り、この言語表出における重要な要素の解釈が、極端に難しいということを認めなければならない。厳密に言えば、たとえばAnton-Babinski症候群のような、身体の病的状態に気がつかないという意味では、これは真の病態失認ではない。この失語の患者が気づかないのは自分の病気についてではなく、その病気が惹起した言語表出の特殊な障害についてだけである。これは一つの機能についての選択的な失認であり、さらに正確にいえば、発話の活

動性の立ち上がり方法についての失認である。これは，半盲や皮質盲で，自己の視覚障害に気づかない患者に観察されることに似ている。聴覚無認知（auditory imperception）が失語性病態失認に何かの役割を演じているか否かに関わりなく，その本質的なポイントは，この患者が自己の発話を異常とは考えないということである。健常者でも発話が自動的であるほど，ぼんやりとしか知覚されないように，おそらく患者の発話が相対的に自動的であるという性質が，その気づきの欠如の理由であろう。このような可能性が示唆されるのは，発話が改善されて，意図的コントロールがより強力に働き出すにつれて，失語性の病態失認が減弱・消失するということによる。かくして病態失認は，運動性の言語活動性の障害の一つの現れに過ぎないのであって，おそらくそれ自身には一次的な性質はないと思われる。

要　旨

　要約して言えば、失語症の厳密に口頭言語面のみについての分析によって、次の結論を得た。

　(1) 言語に関連する脳の局所病変は、運動性発話障害を引き起こすが、これには、一語の発話も完全に不能な状態から、非常に複雑な状況でよくしゃべることができるにもかかわらず、感情や思想を十分には表現できないというレベルまでの、種々さまざまな変動が介在する。

　(2) どんな患者でも適切に評価されるならば、その言語の出来具合は、発話の状況によって変化する。情動的な、付随的な、間投詞的な、自動的な、習慣的な言語へ導く状況は、意図的なあるいは命題的な発話を要求する状況よりも、言語としての効果が常により高いのである。

　(3) 言語的残遺物 (verbal residue) はしばしば、強迫的でほとんど不随意的に出現し、患者はそれに十分に気づかないが、相対的に同じ形をしていることが多く、それと認知することは我々には容易である。我々は、言語常同症、失文法、音声学的解体、ジャルゴン失語を取り上げ、これらを詳細に論じた。

（4）これらの言語表出の障害の観察をさらに続けることによって，経過的なつながりが予測可能になる。このことは，発話障害の転帰についての予後を推定する価値を有し，病理生理学的にも一定の意味がある。

Alajouanine とその失語学について

波多野　和夫

1. Théophile Alajouanine の生涯

　本書の著者 Théophile Alajouanine（1890-1980）については，その死後に追悼文や評伝がいくつか発表されている（Rohmer, 1980, Boller, 2006）。このうち彼の「精神的息子たち」が書いた Lhermitte, Lecours and Signoret（1981）の追悼文が，その失語学を展望するに最適である。この記述を中心に彼の生涯と失語学を概観してみる。

　Antonin Joseph Théophile Alajouanine（アントナン・ジョゼフ・テオフィル・アラジュアニヌ）は，1890年6月12日，フランス Bourbonnais 県（ブルボネ）Monluçon 市（モンリュソン）の 7km ほど北東にある小村 Verneix（ヴェルネ）に生まれた。生家は今も同村の Place de l'Eglise（教会広場）に残っているという。地図で見ると，このあたりはフランス国土のちょうど真ん中である。この村には Alajouanine の名を冠する通りがある。彼の名を取ったものと想像するが，そうであれば郷里の傑出人として慕われた人なのであろう。

　父の名は Antoine Alajouanine（アントワヌ・アラジュアニヌ）といい，その一人息子であった。父は村の「ironmaster (maréchal serrurier)」あるいは「locksmith」であったという。辞書を見ると「鉄工場主，蹄鉄工，錠前屋」などとある。要するに村の鍛冶屋のような仕事であろうか。「彼の家族背

景には後の経歴を予言するものはない」といわれるように，知識階級の家ではなかったようである。普通なら「アントナン」と名のるべきところ，少年の頃よりあえて「テオフィル・アラジュアニヌ」という方を好んだ。この選択の理由，つまり「小アントワヌ」と名のらなかった理由は厳密には不詳である。父との確執が背景にあったか，というのはやや小説的な憶測である。あるいは自分自身を「神-好き」(Théophile)と認めたかったのかもしれない。というのも，彼はローマ・カトリックの真摯な信仰とともに生きたからである。

Théophile 少年は，同県 Moulins（ムーラン）市の中学校を優秀な成績で卒業し，故郷を後に Paris の都へ上った。彼の胸には2つのこころざしが宿っていた。文学へ進んで高等師範学校（Ecole Normale Supérieure）へ行くか，医学をとって医学部へ進学するか。しばらく迷った後に医学を選択した。しかし彼は，後々までも常に著作家として知られ，実際に話すよりも書くことを好み，その文学的教養は伝説的であったという。

Alajouanine は1914年，Hôpitaux de Paris（パリ病院）のアンテルヌ（内勤医，英語風に言えばインターンであるが，それよりもだいぶ格が上のようである）になった。しかしこの勤務は同年に勃発した第1次世界大戦によって中断した。戦時中は精神科の軍医として召集されたという。彼は当時を回顧するといつも次のように言った。「良好な健康と嘘のような幸運，この2つが全てだった」と。終生に渡って謙虚な

人柄であったようである。

　彼は1914年には精神科医であり，1918年には神経科医であった。戦後再びアンテルヌに戻り，1923年にMedaille d'Or de l'Internat（アンテルヌ金賞）を受賞した。1920年6月15日，イギリス娘Maud Jennings嬢と結婚した。30才になったばかりであった。

　Alajouanineの師は，当然のことながら，最初は精神科医であった。その中でPhilippe Chaslin（シャラン）とJules Ernst Séglas（セグラ）が，彼に病的言語への知的関心を吹き込んだ。その後，彼は有名な神経科医たちの弟子になった。Achille Alexandre Souques（スーク，Charcotの最後の共同研究者），Pierre Marie（マリー，短期間であるが彼の下で研究した），およびCharles Foix（フォア）である。Souquesからは大きな影響を受けたが，Alajouanineがその教えと友情を最も感謝しているのはCharles Foixである。彼はFoixについて，「比類なき師，情熱的な友，最年長の兄」と書いている。Alajouanineが1968年に書いた失語のモノグラフ（Alajouanine，1968）は，Pierre MarieとCharles Foixの両師に献じられている。

　1947年，Théophile Alajouanine（57才）は，Guillain（ギラン）の後任として，Clinique des Maladies du Systeme Nerveux（神経系疾患クリニック）の長となり，La Salpêtrière（サルペトリエル病院）におけるJean-Martin Charcot（シャルコー，1882）の5番目の後継者になった——このポストは

Fulgence Raymond（レイモン，1893），Joseph Jules Dejerine（デジェリヌ，1911），Pierre Marie（1917），Georges Guillain（1923）と続いた。当時 Alajouanine は既に約450編の科学論文を書いていた。彼は1960年の引退（70才）までこの地位にとどまった。彼の後任は Paul Castaigne（カステーニュ）である。このほかの彼の弟子には，François Lhermitte（レールミット），Georges Boudin（ブーダン），Jacques Barbizet（バルビゼ），Andre Buge（ビュージュ），Oliver Sabouraud（サブロー），Jean Cambier（カンビエ），Jean-Claude Gautier（ゴーティエ）などがいる。

　Alajouanine の研究・教育・著作は，事実上，神経学の全領域に及んでいる。「Marie-Foix-Alajouanine 症候群」（1922，アルコール中毒に関連する小脳失調）や「Foix-Alajouanine 症候群」（1926，脊髄の動静脈奇形）のような彼の名を冠する症候群名が歴史に残っており，あるいはたとえば，椎間円板の髄核ヘルニアの病理をはじめて記載したというような業績さえあるという。しかし今，そういうテーマに立ち入る余裕はないので，彼がもっとも力を入れた領域である失語あるいは言語の後天的障害についての話題に限定する。

　Alajouanine の成人の失語についての思考には，常に，経験的に導かれた前提が3つあった。①成人の失語は，過去の学習によって完成・組織化された行動の解体である。②失語症候群の研究は，心理言語学的活動の背景にある生理学的メカニズムへの扉を開くものである。③失語は局所脳病変の結

果であり,それ故にその病変の研究は,正常な言語行動を生物学的にコントロールしている脳構造と神経ネットワークについての正確な情報をもたらすはずである。実際にAlajouanineは言語を,臨床症状,言語治療,解剖臨床関係を研究する神経科医として見るだけではなく,精神病理学者としても(ただし失語の知性障害についてのPierre Marieのやや独断的な考想に立っていたわけではない),神経言語学者としても見ていた。このことは,Broca失語の音声学的解体やWernicke失語のジャルゴンの言語学的特徴についての先駆的研究が明瞭に示している。

Théophile Alajouanineは,脳と言語の関係を考える際に,あまりに包括的で統合的な思想や解釈システム,あるいは過度に一般的なモデルに対して,明瞭な不信感を示した。彼のドイツ流連合主義に対する嫌悪はよく知られている。これは彼の弟子たち全てが一致して証言していることである。また彼は間違いなく,神経科病棟の扉を言語学者あるいは音声学者に開いた最初の人である。たとえば,この音声学者はMarguerite Durand(デュラン)である。さらに心理学者Andre Ombredane(オムブレダヌ)を加えて,彼はBroca失語に特徴的に観察される発話障害の,神経学的,心理計測学的,言語学的(特に音声学的)な研究を徹底的に進めた。この研究は「失語における音声学的解体症候群」(1939)という専門書の刊行の形で結実した。これは学際的な研究と知識を包含する明瞭な専門領域としての神経言語学の誕生を示す

Alajouanine は，おそらく精神科医 Chaslin と Séglas の影響の下に，ジャルゴン失語患者のわけのわからぬ発話行動に魅了された。ジャルゴン失語についての研究は，François Lhermitte, Blanche Ducarne de Ribaucourt（リボクール），Olivier Sabouraud, Luigi Vignolo（ヴィニョーロ）などと行われた。彼らは，「音素性錯語や意味性錯語」(phonemic / semantic paraphasia）という語を刻印し，おそらくはじめて，ジャルゴン失語のさまざまなタイプの言語学的な分類の問題に取り組んだ。特に，Alajouanine は「伝導失語」(conduction aphasia）という症状名のラベルを嫌い，決して使用しなかったが，粗大な理解障害を伴わずに復唱障害を合併するある種のジャルゴンにおいて，音素性逸脱が優勢な言語症状を記述している（現象としては伝導失語に相当する）。さらに，彼は，音素性ならびに意味性ジャルゴン失語の言語産生を，さまざまな解剖学的基盤の機能障害に帰している。

概して——特に失語研究では—— Alajouanine は受容面よりは表出面に対する興味の方が大きかった。神経言語学への古典的な寄与（たとえば，特に発話障害の音声的，音素的，および語的なレベルでの記述）の他にも，彼の失語学研究は，発話産生が一語（または数語）に縮小した言語常同症（現在の再帰性発話），失文法，語発見障害，小児失語，左利きの失語，聾唖者の失語，博言家の失語，芸術家の失語，発作性の失語を包含し，さらに失語患者の知性状態，その内省能力，

言語治療，等々のさまざまな問題に及んでいる。作曲家Maurice Ravel（ラベル，1875-1937，変性疾患によるWernicke失語），画家Paul-Elie Gernez（ジェルネ，1888-1948，Wernicke失語，Boller，2005），作家Valéry Larbaud（ラルボー，1881-1957，再帰性発話を伴う全失語，Boller，2005）の失語についての病跡学的な研究は（Alajouanine，1948），鋭敏な観察者であり明晰な理論家——理論のための闘争をするそれではなく，筋の通った心理生理学的解釈を組織的に統合するという——としての資質を証言するものであると評される。

引退8年後の1968年，Alajouanineは失語とその関連についての観察と考察をまとめた著書を出版した。「失語と病的言語」（Alajouanine，1968）である。その後，彼は一転して，おそらくはるかに重要だと思っていた著述にとりくんだ。たとえば，彼の友人であり患者であった作家Valéry Larbaud（1935年54才の時に失語と右麻痺が発症した）の伝記である（Alajouanine，1973）。芸術家の病跡学についてはもう一つ，Dostoiewski（ドストエフスキー）のてんかんについての論考も有名である（Alajouanine，1963）。

彼は欧州で神経学領域の権威として認められる一方で，彼の講演はアルゼンチン，ベルギー，ブラジル，カナダ，イギリス（彼が愛した国である），ルーマニア，ハンガリーなどで特に高く評価された。これはLhermitteらが挙げた国名であるが，この中にアメリカ合衆国とドイツが含まれていない。

また国際学会の活動を通じて，Percival Bailey（ベイリー），Macdonald Critchley（クリチュレー），Wilder Penfield（ペンフィールド）などの多くの友人を得，これらに加えて，師や弟子たちに対しても，一生を通じて変わることなく友愛の情を持ち続けた。

同様に彼は，故郷の Bourbonnais に対しても生涯に渡って深い郷土愛を示し続けた。彼は Paris で医学と文学で有名になった後も，毎年，少なくとも3週間は故郷で過ごすようにしていた。彼が滞在したのは，Monluçon 市から 40km ほど南東にある Lalizolle 村（ラリゾール）近くの Chalouze（シャルーズ）の別荘であった。彼はそこに気の合う友人を招いて談笑を楽しんだ。そこでの話題は，花の栽培であったり，エリザベス朝の音楽であったり，人間の脳についてであったりしたが，特に暖かい慈しみをもって語り，書き，読んだのは，故郷 Bourbonnais 地方の歴史であった。しかしそういう時でも，彼は寡黙の人であり，質問に答えるよりも，むしろ問う方が多かった。彼の談話は，サルペトリエルにおける臨床講義のように，しばしば中断するのが特徴であった。その沈黙の間，彼は指で黒煙草のシガレットを巻くことに全ての注意を集中しているように見えたが，彼を知る者はみな，本当は，次に言う短い言葉を熟考しているか，それを言わない方がいいのかどうか迷っていることを知っていたのである。

死の数週間前まで，Alajouanine は明らかに人生を楽しみ，美酒と料理を堪能し，人生の最良の部分を書斎において，読

み，書き，訪問客と談笑した。彼の書斎の本棚はParisの個人コレクションでも最も豊かなものの一つであるといわれた。

Théophile Alajouanineは，1980年5月2日，90才で静かに息を引き取った。遺言により，遺体はLalizolle村の共同墓地に埋葬された。死のひと月ほど前，彼は弟子たちにBourbonnaisなまりの発音で繰り返し次のように言ったという。「自分の考えでは，脳と言語の相互関係は深い謎であり，今も，おそらくこれからもそうであり続けるだろう」。さらに彼は付け加えて，「このことは物の本性の中にあるのであって，それ故に，これからもそうであって，それでいいことなのだ」。彼の微笑と瞳に現れたわずかな輝きははっきりと，彼がこのことを知識からではなく信念から語っているということ，さらに我々が彼の意見に賛成するか否かをまったく気にしていないことを物語っていた。とLhermitteらは円熟老境の恩師の面影を深い尊敬と感慨をこめて語っている。

2. 失語の症状学——本書の内容

本書（Alajouanine, 1956）は特に難解ではない。論旨は明晰であり，内容はよく整理されている。特に解説の必要はないと思われるが，失語の臨床経験の浅い読者，特に学生や初学者のために，簡単なそのあらましのスケッチを提示する。

①言語常同症

　Alajouanineの言う言語常同症は，今日我々がJohn Hughlings Jackson（ジャクソン）の言葉として使用している「再帰性発話」(recurring utterance) のことである。1861年にBrocaが学会発表し，近代失語学の幕開けとなった「症例Tan」の発話がまさにこれであった。これに2型あるという。第1型は無意味な再帰性発話である。この中には，意味を欠く語新作であるジャルゴン型と，単音節の繰り返しである反復型が含まれる。第2型は有意味語の再帰性発話である。フランス最大の詩人Beaudelaire（ボードレール）が晩年失語になって発した再帰性発話は「cré nom」（チクショウ）というものだった。また「Bonsoir, les choses d'ici-bas」（さらばこの世の物事よ）という印象的な再帰性発話は，作家Valéry Larbaud（ラルボー）晩年の失語症状であるが，この論文の刊行当時はまだ存命であった（1957年没）。それで本書にはその名前が出ていない。

　再帰性発話は完全に不随意的な発話であること，発話を試みるときにはいつも出現すること。その発話は急速で，爆発的ですらあり，間投詞のように即座に発せられること。何らの音声学的障害（＝構音障害）も伴わぬこと。この発話は書字には出現しないこと。これらの重要な特徴が数行の内に記述されている。さらに患者は自己の再帰性発話に対して気づかず「無意識的」である。これを彼は，Jacksonの陽性症状と陰性症状の関係として理解する。再帰性発話の出現が陽性

症状，その障害に気がつかないことが陰性症状であるという。

再帰性発話を発する患者は重度の Broca 失語（＝全失語）で，呼称も復唱も書字も不可能である。さらに口頭言語・書字言語の理解も常に重篤に障害されている。重篤な片麻痺があり，口部顔面失行もしばしば見られる。

再帰性発話については経過観察の研究が重要である。「かちかちに固まって変化の余地のない」再帰性発話がどのように変化して，やがて消失するに到るか。この問題に，Alajouanine は有名な4段階経過説を提唱する。(a) 再帰性発話の表出の「構成に変化が生じる段階」。速度と抑揚に変化が現れ，見ぶり手ぶりの表現も加わって，情動的な色彩が加味される。(b) 不随意的な発話を「阻止（check）する段階」。最初は部分的な阻止にとどまる。特に再帰性発話の途中でこれをやめようとする行動が見られたりする。(c)「浮動的発話の段階」。常同性および不随意性についてさまざまな種類の発話が混入する。新しい常同的発話に置き換わったり，決まり文句や既製発話が出現したりする。(d) 完全に阻止されて消失する「随意的発話の段階」。再帰性発話が完全に抑制された段階における発話の特徴は，音声学的障害（構音障害）と失文法を主とする努力性の発話である。この経過は原則的なそれであって，全ての患者がこのような図式的な順序に従うわけではない。これは，むしろ常同的発話の組成解体の4つの側面というべきである。

再帰性発話の内容については，無意味語のそれは，有意味語に比べて解体深度がより深い。有意味語の再帰性発話については，発作におそわれた瞬間にまさに発話せんとした語が固定したという仮説をめぐり，Gower, Jackson, Critchleyの考えと症例を紹介するが，Alajouanine自身はそのどれにも満足していない。他の語を全くしゃべることができず，唯一残された語の起源がどこにあるのか，という問題は，確かに魅力的な設問である。しかし難問である（波多野，1991）。

②失文法

　「文法（的組織化）の解体」は多くの失語に見られるが（失統辞 dyssyntaxie），失文法はこれらとは異なる。ここでAlajouanineのいう失文法とは，「文章がその構造の骨格にまで縮小」していて，「名詞と動詞は不定詞形で保持されているだけ」，「文法的小語は全て抑制され」，「文法的分化の全てが——つまり性，数，特に時制，および従属節の全ても——失われている」という形の失文法である。つまり電（報）文体に相当する。彼は「このような分化が豊富な言語ほど，それだけ明瞭に失文法であることが明らかになる」という。

　日本語の失語患者を観察する我々には，この言葉が痛いほどよく分かる。印欧諸語に比べて，日本語はその文法的な「分化」度が低い言語と言わざるをえない。実際，日本における失語の臨床では失文法が最も扱いにくい。日本語の文章形態を決めるものは，しばしば人間関係である（広い意味の

敬語法に表される）。さらに現実とは別個に独立した言語世界が存在するというよりは、文章が常に話者間の共通の現実に依存している。たとえば「あなたが好きです」という口語文はきわめて日常的な日本語文であり、異常性は全く認められないが、この場合、「あなた」が主語なのか客語なのか（つまり「you like someone」なのか「someone likes you」なのか）文法が一義的に明示することはできない。この問題を解決するのは話者間の共通の現実である。これを日本語の「現実嵌入」といった哲学者がいる（森有正, 1977）。こういう言語は、失語患者の日常会話の文法障害を理解することが時に著しく困難である。

Alajouanine はこの失文法を、しばしば、小児の言語および外国語を学習した人の言語になぞらえる。彼はこれを「文法的組織化の小児的段階への回帰」とも考えている。彼の経験症例では、呼称も復唱も「亜正常」であったが、音声学的障害の合併により、語音の完成が困難であった。さらに書字においても失文法は出現するという。しかしわずかに残存している不随意的で常同的な自動発話では、失文法は全く見られない。この失文法についても、患者は病識を欠いてほとんど気づかない。その改善経過はしばしば長期にわたる。

③音声学的障害または失構音

これは「発音または構音の解体」である。「言語の構成の解体とは関係」なく、言語学的障害、すなわち失語症状では

ない。したがってこの障害は書字に影響しない。患者の発話は緩慢で，躊躇と音の変形（歪み）が多い。この構音障害には，単独の語音の構音が障害されるという要素と，複数音素の連鎖形成の障害という要素の，2つの側面がある。

　Alajouanine は 1939 年という早い時期に，心理学者 Ombredane および言語学者 Durand との共同作業により，Rousselot（ルスロ）の円筒という記録装置を使用してこの現象を研究した。これは神経学が心理学や言語学と共同研究した，きわめて早期の先駆的な例の一つであるという。その結果，この構音障害には，麻痺的要因，筋緊張異常的要因，失行的要因の3つの要因（あるいは相）が関与していると結論した。重要なことは，彼がこの現象には「要素的な運動障害から精神運動性レベルの最高次の障害に到るまでの，さまざまな程度とさまざまなレベルが存在する」として，一部のアメリカ流の臨床家がいうように，単純に発語の「失行」であるとは考えなかったことである。現在でも，彼のいう音声学的障害（または失構音）の本性は不明というほかはない。ボストン学派（Benson, 1979, Goodglass, 1993）もアーヘン学派（Poeck, 1982）もこれをただ「構音障害」と呼ぶにとどまっているのも，この点にその最大の理由があると思われる。

　この現象についても，彼は小児言語との類似性を指摘し，その初期段階への回帰と見なし得ることを強調する。ここでも機能解体に関する Jackson の原理の重要性を示唆してい

る。現象としての失構音（音声学的障害）を音素性錯語から区別することは，時に容易ではない。そして「みなが認めるように，この障害の解釈は困難である」と認め，簡単に発語の「失行」だというような単純な考えに立っていない。ちなみに筆者（波多野）は，学生に講義する時，「失構音は語音のアナログ的障害，音素性錯語はデジタル的障害」と説明することにしている。前者の構音障害は連続量的に音が変形して，どの音素にも所属しない「歪み」が生ずる。後者の音素性錯語は，離散量的に変化して，別の音素に置換する。ある音素が別の音素に変化したとき，これがアナログ的変形（歪み）なのか，デジタル的置換なのかを鑑別することはしばしば困難である。

④ジャルゴン失語

再帰性発話と失構音の研究と同様に，ジャルゴン失語の研究も，Alajouanineの「ジャルゴンの3段階経過説」から始まるといって過言ではない。ジャルゴンとは「発話に意味を付与する質の消失を，その主要な要素と」し，「言語の意味論的価値が抑制されている」ように見える。しかも「定義することは容易でないが」，「臨床的にそれと認めることは困難ではない」という。

ジャルゴンは「言語表出が容易で流暢」，発話は迅速で自発的，遅滞なく反応する，という点でBroca失語群と顕著な対照をなす。患者は自己の発話異常に気づかず，自己が正常

な言語を発していることを疑わない。「自信に満ちた自然な態度で語る」。病態失認（anosognosia）である。しかし，自己のジャルゴンを患者に聞かせると，彼はその発話を批判する，という。病態失認があっても，他を批判する能力が，少なくとも部分的には，あるということである。ジャルゴンは書字にも現れる。言語の聴覚的理解の障害は，時に驚くほど軽度なことがある。

彼の言う「未分化ジャルゴン」とは，無意味語の再帰性発話に近縁であるが，「瞬間ごとに多少なりとも変化し浮動する（複数の）語音の，ほとんど止まることのない流れである」。彼の挙げる例は有名な「sanénéqueduacquitesscapi」という発話である。「失意味性ジャルゴン」は語新作が大量に出現するタイプであり，現在は「語新作ジャルゴン」（neologistic jargon）と呼ばれることが多い。「錯語性ジャルゴン」は，意味性または語性錯語が頻発するタイプのジャルゴンであり，現在では「意味性ジャルゴン」（semantic jargon）と呼ばれる。

ジャルゴンは，未分化→失意味性→錯語性ジャルゴンという形で経過する。時に予後不良で，そのいずれかで改善が停止することもある。この経過はてんかん性の発作性ジャルゴンにおいて，一過性に観察されることもある（波多野，1991）。

3. Baillarger‐Jackson の法則
（意図的行為と自動的行為の解離）

1960年，Alajouanine はこの法則の名前を提唱した。彼によると，1865年の Baillarger（バイヤルジェ）と Jackson の結びつきは，「私の見解では失語の生理病理学に関する最も価値のある解釈の一つである」という。

Baillarger はサルペトリエル病院の医師である。Baillarger は，1865年フランス医学アカデミーにおいて，Broca に30年も先行して言語を大脳左半球に局在させた Dax の業績について，Lelut（ルリュ）が報告した際に巻き起こった長い議論に参加した。会議は長引き多くの意見が出されて，数週間続いた。彼は，短いが実質的な仲介的見解として，失語患者が通常の状況では話すことのできない語を，ある特別な状況下では発語することがある，という事実に注意を促した。この重要な発言に対しては，その場では，特に価値あるコメントは出されなかったようである。しかしドーバー海峡を越えたイギリスではそうではなかった。Jackson がこの発言の記録に目をとめたのである。

Baillarger はいう。「失語患者の観察中に，あなた方は奇妙な現象に気がつかないか。ある語を発語しようと試みる時には，いくら全身の力の限りを尽くしてもそれが不可能な患者が，その後で意図的でない状況のもとでは，その同じ語を発することができる，という現象である。つまりこれらの患者では，意図的な運動行為が消えてしまって，自発的な運動行

為が存在するのである」。

　この観察の重要性に鋭く注目した Jackson は，礼節と誠実とをもって，この発見の業績を Baillarger に帰した。つまり自分の発見のようには言わなかった。Alajouanine はこの間の事情を「Caesar（カエザル）のものを Caesar に返した」と評し，自分が利用したどんな小さな事実でもその功績をその本来の研究者に帰することを決して怠らない Jackson を手放しで賞賛している。

　Baillarger（1865）の翌年，Jackson（1866）は次のように述べた。「Baillarger 氏はすでにこの問題を見事に考察している。彼は言う，『この現象を分析すると，このような症例においては，言語の不随意的な誘発は保たれているが，意図的な誘発は失われている。支離滅裂な発語を特徴とする言語能力異常の場合，その障害は，自動的発話が随意的言語刺激に置き換わるということにある』。引き続き次の文で，彼はこの特殊な場合をより一般的な言葉で語っている。『ここでは運動の随意的誘発が失われ，運動の自発的誘発が保たれている。これは極めて明瞭である』と」。

　Jackson は 1879-1880 年の「脳疾患による発話の障害について」という 3 つの論文の第 2 論文（1879）において，「Baillarger の原理」と呼んだものを認知し，その重要性を十分に徹底的に実証している。Baillarger（1865）の指摘はフランス医学アカデミーの節度のない長い議論の果てに失われてしまったので，この指摘の存在を現在の我々は Jackson に

負っている。しかしその復活だけで彼に感謝するのは不十分である。彼がBaillargerの原理と呼んだものを，見事な例示と解説を与えて発展させていった方法，さらにこれを自己自身の思想に組み入れて統合させていったやり方，これらの重要性を考えてみると，これからも「Baillargerの法則」と言い続けるのではなく，「Baillarger-Jacksonの法則」と言い直した方が良いだろう，とAlajouanineは強調して，この法則の名称を提案した。

この発話（あるいは一般的に「行為」）が意図的（随意的）であるか自動的であるかという2分法は，これに微妙に畳重する形で，知性的であるか情動的であるかという2分法へ，さらには命題的であるか非命題的であるかという2分法へと展開してゆく。いずれにせよ，失語において失われるのは常に前者であり，後者は失語性障害に強く抵抗して存続し続ける（ことが多い）。この考え方においては，運動と感覚という2分法は重要ではない（Jackson, 1884）。

数十年後の，しかも近代神経心理学の辺境に育った筆者から見ると，この間の事情は，あたかもフランスとイギリスの神経科医が相互にエールの交換を行っているかのようである。そしてここには連合心理学的な「古典論」の失語理解に立つドイツの影がない。これはおそらく重要なことであろう。失語理解についての確実なもう一つの流れがあるということである。

Baillarger-Jacksonの法則，すなわち「自動的行為と意図

的行為の解離」(dissociation automatico-volontaire) は，多くの失語の現象を広く覆って観察される。再帰性発話の4段階回復経過の例は，自動的発話が随意的発話で置き換わっていく過程であった。失文法の例も，意図的状況では失文法を呈する患者が，既製句を発するような自動的な状況では失文法が見られないという観察事実であった。ジャルゴンの回復経過もまた，多弁でコントロール不能な病識に欠けるジャルゴン発話に対して，意図的影響が再現してその統制が再統合する過程であった。Alajouanine は，自己の観察例のなかの最良のものとして，次のような症例を報告する。娘を同伴してやってきたある失語の女性を診察したときのこと。その患者に隣にいる娘のクリスチャンネームを質問すると，彼女はそれがいえず，突然に動転して，著しい情動的激昂を示して叫んだ。「私のかわいそうなジャクリーヌ，とうとうお前の名前が分からなくなった」と。

「神経生理学的な意味での意志とは何かを我々は知らない。我々が自動症と呼ぶものがどんなに曖昧なものであるのかについても，我々はよくわきまえている。しかし自動的行為と意図的行為の解離は，中枢神経系疾患，特に失語において，きわだった特徴なのである。もちろんそれが失語の完璧な説明——そういうものが存在するとして——を与えるとは考えられない。しかし，1世紀も昔に Baillarger が示し，Hughlings Jackson の天才が十分にかつ完璧に発展させたこの考えが，言語障害の理解にとって最も重要な事実の一つで

あることは確実である」。

この法則は現在，意図的・自動的な2種類の行為の「解離」と理解されているが，これとは別にもう一つ，「意図と自動症との戦い」（Kampf zwischen Automatismus und Intention）と呼ばれる現象がある。これはJacksonの考え（ジャクソニズム）をドイツ語圏に取り入れたSittig（ジッティヒ，1928）が，その師Pick（ピック，1924）の考想をも受け継いで，反響書字と反響言語の臨床的観察において導入した説明概念である。減弱型（波多野，1987a）の反響言語・反響書字は，①自動症的に反響する復唱・写字の部分と，②自己の意図的・随意的な発話・書字の部分とから成る。この2つの要素が，同一場面で競合して出現する場合，進行性に増悪する場合は①が，回復する場合には②が徐々に優勢になっていくという事実である。Alajouanineの再帰性発話の4段階回復説も，徐々に①が②に抑制されていく経過であるが，これを解離というよりは「競合」として理解すると，このような表現になる。つまりこれはBaillarger-Jacksonの法則の応用の一つと考えられる（波多野ら1987b，1992）。

4. Alajouanineの失語分類

Alajouanine（1968）の失語分類は，その師Pierre MarieとCharles Foixの失語学を継承しこれを発展させたものといえる。失語をまず大きく3群に分けるが，第Ⅲ群は厳密には失語ではない。第Ⅰ群と第Ⅱ群は，失語の症状ではない（つま

り言語学的な障害ではない）構音障害（trouble de l'articulation verbale）の有無を分類の基準としている。したがって，この2分法は，失語に内在する基準に従った分類ではない。構音障害（または失構音＝音声学的解体）という外的基準に依存した分類であるから，あくまでも「失語は一つ」(aphasie est une) という Pierre Marie の失語理解の立場を崩していないといえる。

　彼の分類には解剖学用語がいくつか使われているが，本質的には症状学的＝現象的な分類であり，その意味であくまでも臨床的・経験的分類である。「側頭葉失語」という用語は，Charles Foix の失語分類にも出てくる語であり，これを継承したとも考えられるし，Pierre Marie も Wernicke 失語の左側頭葉病変局在だけは認めたのであり，これを引き継いだといえる。いずれにせよ，Broca 野とか，左第3前頭回脚部とかいうような言葉は使われない。いうまでもないことであろう。

　もう一つ看過できぬポイントは，彼が復唱障害を重要とは考えていないことである。失語のいわゆる「古典論」(Wernicke-Lichtheim の図式に基づく）では，復唱障害の有無は極めて重要な鑑別点である。復唱障害は，それがある「皮質性失語」とそれがない「超皮質性失語」を区別する検索上の分岐点だからである（Berthier, 1999）。しかしAlajouanine の分類には超皮質性失語も伝導失語もない。その分類の具体像は以下の通りである。

①構音障害を欠く失語群（Wernicke 失語群）

古典論的には感覚失語群である。ボストン学派なら「流暢性失語」（fluent aphasia）と呼ぶであろう。Pierre Marie が唯一の失語という，彼の言う「方形」よりも後部の病変による失語である。Alajouanine は次の4つ（または5つ）の亜型を挙げている。

(a) 完全側頭葉失語（aphasie temporale complète）：理解障害は重篤であり，口頭言語も書字言語も障害される。口頭表出はジャルゴンおよび語漏である。音素性錯語も意味性錯語も語新作も出現する。復唱も障害される。書字はほとんど不能なことが多い。患者は興奮，病態否認，不注意を示す。一般的に Wernicke 失語症候群といわれる失語の中核的な基本型である。特に，後に弟子の Lecours & Lhermitte（1979, 1983）が Wernicke 失語第Ⅰ型と呼んだ病像に相当する。

(b) ジャルゴン失語（jargonaphasie）：口頭・書字言語の理解障害はほとんどないが，口頭表出がジャルゴン化する Wernicke 失語の一型をいう。Lecours ら（1983）の解説では，これは，一般には伝導失語と呼ばれる失語像を含むという。また Alajouanine が「ジャルゴン失語」というラベルをこのような失語型に使用した理由は「自明でない」ともいう。以下私見であるが，おそらく西欧の失語学には，現在の我々がジャルゴンという語を比較的厳密に使用するのに比べて，ちょっと意味が通じない患者の発話を，やや気軽に「ジャルゴン」と呼ぶ臨床的伝統があったのであろう（筆者の経験はド

イツであるが,そこでもやはりジャルゴンという語を比較的気軽に使用する傾向があった)。彼自身が「未分化・失意味性・錯語性ジャルゴン」と分類・命名して取り上げたジャルゴンの現象と対置してみる時,正直にいって,この用語法には多少の違和感を禁じ得ない。

(c) 感覚優位の側頭葉失語 (aphasie temporale à prédominance sensorielle):語聾が重篤であることを反映して,口頭言語の理解障害は特に重篤である。書字言語理解の障害は軽度かほぼ正常のことすらある。錯語や錯書の出現は比較的限定されている(書取は例外)。要するに語聾の優勢なWernicke 失語である。Lecours ら (1983) の Wernicke 失語第Ⅰ型の中の,語聾症状(聴覚的理解障害)が特に重篤なタイプに相当する。

(d) 健忘失語 (aphasie amnésique, Pitre):語健忘=失名辞を中心とする失語像のことである。語の喚起の障害,特に実質詞の回収が困難である。口頭・書字言語の理解は正常で,復唱・書取・音読に障害はない。側頭葉失語の回復期の病像,あるいは左側頭葉の腫瘍や変性疾患の初期病像であることがあるという。ちなみに,語健忘はほとんど全ての失語に見られ,語健忘のない失語は,真に失語であるか否かの検討を要するとさえ言われる。また健常者でも,中高年になると,かなりの頻度で観察される。ちなみに,語健忘だけが唯一の症状で,理解も復唱も正常,書字も読字も正常,錯語も一切出現しない,というような稀少型が厳密な意味での健忘

失語であろうが，そのような失語はむしろ「純粋型」として別に取り扱う考え方もあろう。したがって，Alajouanineのいう健忘失語も，多少の理解障害や錯語の出現は，黙認されるということになる。この失語型といわゆる超皮質性失語との関係については後述する。

　(e) 頭頂葉-角回症候群 (parieto-angular gyrus syndrome)：これはAlajouanine（1968）にはない。書字障害を失語とは別の章で論じたからである。そこで弟子のLecoursら（1983）が彼らの失語分類の一項目として取り上げた。これは要するに「失書を伴う失読」のことである。この場合の失読と失書は共に失語性であり，口頭言語の障害が極めて軽度で，書字言語障害が前景を占める失語像に該当する。口頭言語障害が微弱であるといっても，全くないわけではなく，必ず存在する。したがってLecoursら（1983）の失語分類ではWernicke失語第Ⅲ型として取り扱われている。「失書を伴う失読」は純粋失読（つまり「失書を伴わぬ失読」）と対比されて論じられることが多く，その場合には，その本性が失語であるという側面が軽視されがちであったと思われる。したがって，この書字言語障害が前景を占める「失語」を失語の独立した亜型として認知することは有意味なことと考えられる。

　②構音障害を伴う失語群（Broca失語群）
　古典論的には運動失語である。「非流暢性失語」(nonfluent aphasia) とも呼ばれる。構音障害＝失構音 (anarthrie) を

呈する失語群である。Pierre Marie が「Broca 失語＝Wernicke 失語＋失構音」という数式で表現した失語群である。これは Broca 野と Broca 失語の存在と意味をめぐる神経心理学最大の論争の始まりを示す事件であった（大橋ら，1985）。

(a) 大 Broca 失語（grande aphasie de Broca）：これは Déjerine の全失語（aphasie totale）に相当する。口頭発話は抑圧され一語も発することができないか，一語または数語の言語常同症（再帰性発話）に限定・縮小された状態である。この場合の言語常同症には構音障害が認められないのが普通である。言語理解にも重篤な障害が認められることが多い。しかし理解障害の程度についての規定はない。Alajouanine らしいと言える。

(b) Broca 失語（aphasie de Broca）：失語像については，諸家の記述と一致して，発話は努力性・非流暢で構音障害（失構音）と失文法を認める。構音障害による音の歪みがあり，音素性錯語による音の置換もあるが，両者を区別することは時に困難である。意味性錯語もある。理解障害は軽度で，重篤例でもせいぜい中等度である。復唱障害，書字・読字障害がある。Alajouanine は構音障害，つまり「音声学的解体」症候群を重視したが，Broca 失語の本性はむしろ失文法にあるという見解（Poeck, 1982）も有力である。

③言語の受容・表出極の孤立障害（純粋失語 aphasie pure, 解離失語 aphasie dissociée）

いわゆる純粋型である。言語学的障害ではない。そういう意味では失語ではない。一方，Wernicke-Lichtheim の図式に基づく古典論では皮質下性失語として失語の亜型と考える。Alajouanine は次の4型を挙げる。(a) 純粋語唖 (anarthrie pure), (b) 純粋失書 (agraphie pure), (c) 純粋語聾 (surdité verbale pure), (d) 純粋失読 (alexie pure) である。失語を中枢性と考えれば，より抹消性の障害であり，神経学的な説明が可能であることが多い。ただ，(b) の純粋失書は症例報告はたくさんあるが，真に独立した神経心理学的症候群であるか否か，常に疑問が残されている。普通に生活している我々自身に，読めるけれども書けないという字が無数にあるからである。書字は最も遅く学習する機能であり，もっとも早期に解体される傾向がある。

5. Alajouanine の失語学

Alajouanine の失語分類は，彼が活躍した第2次世界大戦の前後を時代背景として，その時代思潮に従っている。だから，今の我々の失語理解と多少の違和感があるとしても，それは当然というべきであろう。最も大きく違う点は，おそらく，脳と言語の関係について Alajouanine はきわめて慎重で，曖昧な根拠による大胆な発言を控えたのに対して，現代の我々はボストン学派などの影響下に，この点において著しく

楽観的で，言語も行為も認知も思考も，全て脳に起源があり，脳の営為の2次的な結果であると決定論的に断言してはばからず，その盲信に対して病識を失っている点にあるのだろうと思う。AlajouanineはDescartes（デカルト）とBergson（ベルクソン）を生んだフランスの人である。言語と脳，失語と脳病変をめぐって深い思索を展開した「物質と記憶」（Bergson, 1896）の精神的伝統のなかの人である。「大脳は記憶や心像をたくわえることはない」という思想は，本邦では大橋博司（1965）ような先哲を例外として，それを受け入れる素地が形成されないままに時が過ぎていったように思える（小林，1958）。Alajouanineが失語の脳病変については，神経科医であるにもかかわらず，とりあえずはこれを括弧に入れて，言語症状の現象的・言語学的分析に向かったのは，このような背景があったとしか考えられない。

Alajouanineの失語理解に対する現代的な違和感は，Lecoursら（1979, 1983）などの彼の弟子たちによっていくらかの修正を受けている。その大きな点を挙げるとすれば，やはり伝導失語と超皮質性失語の取り扱いを受容したことを指摘しなければならない。それはつまり失語理解のために復唱障害の重要性を認めたということでもあろう。しかし彼らとても，伝導失語はともかく，「超皮質性」という観念的なえせ解剖学用語はどうしても認めたくなかったようである。ちなみに，剖検やMRI所見などにみるように，解剖学重視を金科玉条とする現代の神経科医が，平気で「超皮質性」失

語などと，実在しない解剖学を振り回すのは滑稽というほかはなく，Alajouanine と弟子たちの用語法には知的潔癖性を感ぜざるをえない。

　そのいわゆる超皮質性感覚失語は Lecours らの Wernicke 失語第Ⅱ型として，意味論的解体が優勢で，音素論的解体がほとんど見られぬ Wernicke 失語の一亜型という記述がなされている。もう一つの超皮質性運動失語は，「自発性欠如」（aspontanéité）として独立した亜型としての地位が与えられている。また「失書を伴う失読」あるいは「失読失書」は，あくまでも口頭言語障害が軽微な失語として Wernicke 失語第Ⅲ型として取り扱われている。いずれにせよ，やはりここでも言語の受容障害よりも表出障害を重んじる Alajouanine の姿勢が受け継がれているといえる。

　また，伝導失語といえば復唱障害が強調されるが，これとは別のもう一つの解釈がある。言語の音素論的障害があって，意味論的障害がないという事態が，復唱障害となって現れるという解釈である。このとき患者は，他者の発話を聞いてその語音の連なりの再現（復唱）はできないが，意味の理解はできる。つまり理解できても復唱ができないという伝導失語の病像を呈する。この病像の場合，音素性錯語は出現するが意味性錯語はない。これと反対なのが超皮質性感覚失語である。つまり言語の音素論的障害がなく，意味論的障害がある。この患者は他者の話を完全に復唱できるが，その意味を理解できない。この状態が重篤になると反響言語の様相を呈する。

この場合，音素性錯語はないが意味性錯語は出現する。この2つの例が示すように，復唱障害の有無に注目するということは，連合主義的古典論に立つということだけを意味しているわけではない。音素論的および意味論的障害のあり方を考慮するということが，復唱障害の有無に注目するということに通じるのである。だから伝導失語を認めたからといって，Alajouanineの弟子たちが連合主義的古典論を受容したということにはならない。

　Alajouanineの場合，失語の分類については，かなり冷めた感情しか持っていないのではないかというような気がする。分類への意志というか，分類への熱情というか，そういう熱気があまり感じられない。たとえば，今日我々の失語の症例検討会の場合でも，症例の呈示から失語分類を議論して病変部位との対応を確認することが一つの山であることは間違いない。そして場合によっては，それが最重要事項であって，それさえすませばそれで終わりといったような風潮があるようにさえ思われる。「分けることは分かることだ」といった人もいるが，分類という営為は，重要ではあるだろうが，しかし重要なものの一つであるに過ぎない。分類学は生物学の不可欠の専門であるが，一つの専門であるに過ぎない。Alajouanineの失語学にはどうもそういう姿勢があるようだ。それは彼が師Pierre Marieから「失語は一つである」という，時代背景を考えればほとんど独創的といっていいほどの基本的姿勢を受け継いでいるからでもあろう。分類はものごとの

理解のための道具であって,それ自身が目的ではない。だから分類はほどほどでよい,それよりもさらに重要な現象の分析に進もう。Alajouanineはあまり大きくない声でそう語っているように,筆者にはみえる。

　Geschwind (1965) の離断症候群仮説の提唱は,アメリカに神経心理学の旋風を巻き起こした一つの里程標であった (Benson, 1979, Goodglass, 1993)。熱気と共にカリスマに祭りあげられたGeschwindについては,日本にも多くの信奉者がいる。その学説の内容は,Wernickeを中心とするBreslau学派のアイデアのほとんど復唱であった――「歴史は繰り返す」と評した見解もある。このいわゆる「古典論」者にとっては,「運動・感覚」の2分法に「皮質・皮質下・超皮質」の3分法を組み合わせて失語を分類することは,すなわちそれが彼らの理論の正しさを証明することであった。しかし容易に見て取れるように,もし言語の運動中枢と感覚中枢が,対等に独立して存在するならば,言語理解が完璧に保たれていて表出のみが障害されている皮質性運動失語 (Broca失語) と言語表出が完璧に保たれていて理解のみが障害されている皮質性感覚失語 (Wernicke失語) が,確実に存在するはずである。しかし実際には,言語理解が完璧に保たれている皮質性運動失語は存在しない。結局ボストン学派も,言語理解障害の程度は,括弧に入れてしまい,言語表出のみに注目して「流暢性・非流暢性失語」の2分法を,「感覚・運動失語」の2分法に代用してしまった。理論的に

言えば，これは彼らの学説の破綻なのである。そしてこの方法は，ほとんどAlajouanineのとったやり方と同じである。どんな失語にも，多かれ少なかれ言語の聴覚的理解障害がある，これを示すためにPierre Marieは有名な「3枚の紙テスト」を考えた。このことは，言語の運動中枢（Broca中枢）の存在の否定につながっていく。

ボストン学派の「古典論」が無視する（あるいはできるだけ議論を避けている）失語現象がある。失語患者には，ある語が言えるときと言えないときがある。あることが可能なときと不可能なときとがある，というのは，失語・失行・失認を中心とする神経心理学を広範に覆う現象である。いわゆる高次脳機能障害の特徴といっても過言ではない。中枢とその連合（結合）によって，一つの能力とその障害を説明する古典論では，言えるときと言えないときがあることを，なかなかうまく説明できない。もっとも典型的には伝導失語の復唱障害がこの例である。中枢間の連合の離断によって復唱障害を説明するならば，その結合によって復唱可能が説明されねばならない。つまり神経路がつながったり切れたりするということになる。この理論的破綻を繕うために，いくつかの補説が試みられている。Alajouanineは伝導失語を取り上げているわけではないが，失語一般におけるこの現象の重要性をBaillargerの指摘と共に認知し，Jacksonの説明を採用して論じている。すでに見たとおりである。

Alajouanineを「全体論」者または「非局在論」者と考え

るならば，それは明らかに誤解である。確かに彼は，Wernicke-Lichtheimのドイツ系「局在論」も，Charcot-Dejerineのフランス系「古典論」も受容しなかった。しかしAlajouanineも，その師Pierre Marieも，言語の左半球優位も側頭葉の言語機能の存在も確実に認めていて，ただBroca野の存在と機能に異を唱えたのであった。彼らは，局在できるものは局在させる，できないものは局在させない，というきわめてまっとうな立場を貫いただけに過ぎない。さらにAlajouanineには脳とこころの関係が容易ならぬ難問（enigma）であること，軽々に語るべからざることをよくわきまえていて，こころの問題は全て脳に還元されるというようなボストン学派的な超楽観主義を厳しく排していただけのことである（大森，1994）。

6. 結語

　以上を概観して，Alajouanineの失語学の大きな特徴を3つ挙げることができる。第1に，言語表出に重点を置いた症状理解にすぐれていたことである。BaillargerからJacksonに到る失語理解の系譜を再評価し，独自の失語症状学を確立した。第2に，解剖学に過度に深入りしていないことである。何でも脳に起因するという信仰を「脳神話」という。Alajouanineはいかにもフランス的な理性人として，この脳神話をきびしく排除した。第3に，狭義の医学以外の視点，たとえば言語学や心理学の視点を大きく取り入れ，それぞれ

の専門家との共同研究を発展させたことである。神経学，あるいは医学の範囲を超えて，言語の障害が芸術に及ぼす影響までも見渡すような，広く深い教養が背景にあった。つまりおそらく，少年の日の文学への志望を生涯にわたって保持し展開させた人であった。医学の営みを可能な限り広く考える自由人であった。

参考文献

1) Alajouanine, T., Ombredane, A. et Durand, M.：Le syndrome de désintégration phonétique dans l'aphasie. Paris, Masson, 1939.
2) Alajouanine, T.：Aphasia and artistic realization. Brain, 71：229-241, 1948.
3) Alajouanine, T.：Verbal realization in aphasia. Brain, 79；1-28, 1956.
4) Alajouanine, T.：Baillarger and Jackson：The principle of Baillarger-Jackson in aphasia. J. Neurol. Neurosurg. Psychiat., 23：191-193, 1960.
5) Alajouanine, T.：Dostoiewski's epilepsy. Brain, 86：209-218, 1963.
6) Alajouanine, T：L'aphasie et le langage pathologique. Bailliere, Paris, 1968.
7) Alajouanine, T.：Valéry Larbaud sous divers visages, Gallimard, Paris, 1973.
8) Baillarger (1865)：Jackson (1879) より引用.
9) Benson, D. F.：Aphasia, alexia, and agraphia. Churchill Livingstone, New York, 1979.
10) Bergson, H.：Matière et mémoire. PUF, Paris, 1896.
11) Berthier, M. L.：Transcortical aphasia. Psychology Press, Hove, 1999.（波多野和夫訳：超皮質性失語．新興医学出版社，東京，2001）

12) Boller, F.: Valery Larbaud. In: Neurological Disorders in Famous Artists (ed. by Bogousslavsky, J. and Boller, F.). Karger, Basel, 85-91p, 2005.
13) Boller, F.: Alajouanine's painter: Paul-Elie Gernez. In: Neurological Disorders in Famous Artists (ed. by Bogousslavsky, J. and Boller, F.). Karger, Basel, 85-91p, 2005.
14) Boller, F.: Modern neuropsychology in France: Théophile Alajouanine (1890-1980). Cortex, 42: 3-4, 2006.
15) Geschwind, N.: Disconnexion syndrome in animals and man. Brain, 88: 237-294, 585-644, 1965.（河内十郎訳：高次脳機能の基礎．動物と人間における離断症候群．新曜社，東京，1984.）
16) Goodglass, H.: Understanding aphasia. Academic Press, San Diego., 1993.（波多野和夫，藤田郁代訳：失語の理解のために．創造出版，東京，2000）
17) 波多野和夫，坂田忠蔵，田中　薫，浜中淑彦，戸田圓二郎：反響言語 echolalia について．精神医学，29: 967-973, 1987a.
18) 波多野和夫，山岸　洋，国立淳子，濱中淑彦，戸田圓二郎：「意図と自動症との戦い」(Sittig, 1928)．反響言語のジャクソニズム的側面について．神経心理学，3: 234-243, 1987b.
19) 波多野和夫：重症失語の症状学．ジャルゴンとその周辺．金芳堂，京都，1991.
20) 波多野和夫，森宗　勧，田中　薫，濱中淑彦，大橋博司：反響書字について．In：幻覚・妄想の臨床（濱中淑彦，他編）．241-272p, 医学書院，東京，1992.
21) Jackson, J. H.: On affections of speech from disease of the brain. Brain, 2: 203-222, 1879.
22) Jackson, J. H.: Evolution and dissolution of the nervous system (Croonian Lecture, 1884). In: Selected writings of John Hughlings Jackson (ed. by Taylor, J.). Hodder and Stoughton, London, 1932.（越賀一雄，他訳：神経系の進化と解体．精神医学，18: 993-1005, 1087-1099, 1207-1220, 1976.）
23) 小林秀雄：感想．新潮，1958-1963.

24) Lhermitte, F., Lecours, A. R. and Signoret, J.-L.：Obituary. Théophile Alajouanine (1890-1980). Brain & Language 13：191-196, 1981.
25) Lecours, A. R. et Lhermitte, F.：L'aphasie. Flammarion Médicine-Sciences, Paris, 1979.
26) Lecours, A. R., Lhermitte, F. and Bryans, B.：Aphasiology. Baillière Tindall, Paris, 1983.
27) 森 有正：経験と思想．岩波書店，東京，1977．森有正全集第12巻．筑摩書房，東京，1979．
28) 大橋博司：臨床脳病理学．医学書院，東京，1965．
29) 大橋博司，濱中淑彦：Broca中枢の謎（エニグマ）．金剛出版，東京，1985．
30) 大森荘蔵：時間と存在（無脳論の可能性，脳と意識の無関係）．青土社，東京，1994．
31) Pick, A.：On the pathology of echographia. Brain, 47：417-429, 1924.
32) Poeck, K. (ed)：Klinische Neuropsychologie. Georg Thieme, Stuttgart, 1982.（濱中淑彦，波多野和夫訳：臨床神経心理学，文光堂，東京，1984．）
33) Sittig, O.：Über Echographie. Mschr. Psychiat., 68：574-604, 1928.
34) Rohmer, F.：Notice nécrologique. Théophile Alajouanine (1890-1980). Revue Neurologique (Paris), 136：885-889, 1980.

あとがき

　本書は，Alajouanine, T.： Verbal realization in aphasia. Brain, 79 ; 1-28（1956）の論文の翻訳と，著者Alajouanine の失語学についての解説をまとめて一書としたものである。

　原著はモントリオールで行われた講演をまとめた論文である。講演であるので，基礎データの記述は必ずしも十分ではないが，Alajouanineの失語学についての考え方が簡潔に述べられていて，彼の失語学の概要を知るのに甚だ便利である。実際に行われた講演の様子は知るべくもないが，これだけの内容を数時間の講演で伝えたということの中身の濃さに，正直いって驚かされる。演者も千両役者であり，聴衆も見巧者であったというほかはない。

　筆者は昔，失語におけるジャルゴンと再帰性発話の問題をテーマに症例研究をこころざしたことがあった。この時，最も精読し最も参考としたのが本書である。この論文の存在をはじめて教えていただいたのは，今は亡き大橋博司教授であった。大橋先生自身が，Alajouanineからは大きな影響を受けたことを語っておられた。Bergsonの「物質と記憶」を読んで失語学に取り組んだと明言される大橋先生には，Alajouanineの論理と思想に強いシンパシーを実感されたのであろうと想像する。

　1965年の「離断症候群」以後，アメリカで神経心理学が勃興するにつれて，日本の失語学もアメリカのそれ一色にな

って現在に到っている。第2次世界大戦の前にはお金持ちではあっても文化的・学問的には2～3流であったアメリカが，戦後アカデミズムの中心になるに際して，最も大きな要因であったのがナチスによるユダヤ系ドイツ人の追放と，ユダヤ人学者のアメリカ亡命であるといわれている。それと関連すると思われるが，神経心理学もドイツ流の連合論がアメリカの主流を占めた。Geschwind-Goodglassらのボストン学派である。同じ英語圏とはいいながら，イギリスのJacksonの影響はほとんどなかったようにみえる。アメリカ風のグロバリゼーションに対して，このAlajouanineの失語学はそれと明言することなく，まっとうに健全な批判を展開している。ものごとにはさまざまな見方や考え方があるのである。特に，意識やこころや言語のような領域では，単純な因果関係を想定する決定論は不可能である。原因は一つではない。多くの要因が多因子的に絡み合って現象を構成している。そういうことを本書は静かに語っている，と筆者には思われる。

　以上が，本書を現代の日本の失語学に提出する理由である。

　本書の出版に際しては，佛教大学より平成23年度出版助成金の援助を受けた。ここに記して深甚なる感謝の意を表する。

平成23年1月寒中　　　　　波多野和夫

ⓒ2011　　　　　　　　　　　　　　　第1版発行　2011年6月10日

（定価はカバーに表示してあります）

失語症の言語症状

翻訳解説	波多野　和夫

検印省略

発行者　　　　服　部　治　夫
発行所　　株式会社 新興医学出版社
〒113-0033　東京都文京区本郷6丁目26番8号
電話　03（3816）2853　　FAX　03（3816）2895

印刷　株式会社 藤美社　　ISBN978-4-88002-175-1　　郵便振替　00120-8-191625

- 本書の複製権・上映権・譲渡権・公衆送信権（送信可能化権を含む）は株式会社新興医学出版社が保有します。
- 本書を無断で複製する行為、（コピー、スキャン、デジタルデータ化など）は、著作権法上での限られた例外（「私的使用のための複製」など）を除き禁じられています。研究活動、診療を含み業務上使用する目的で上記の行為を行うことは大学、病院、企業などにおける内部的な利用であっても、私的使用には該当せず、違法です。また、私的使用のためであっても、代行業者等の第三者に依頼して上記の行為を行うことは違法となります。
- JCOPY〈（社）出版者著作権管理機構 委託出版物〉
本書の無断複写は著作権法上での例外を除き禁じられています。複写される場合は、そのつど事前に（社）出版者著作権管理機構（電話 03-3513-6969、FAX 03-3513-6979、e-mail：info@jcopy.or.jp）の許諾を得てください。